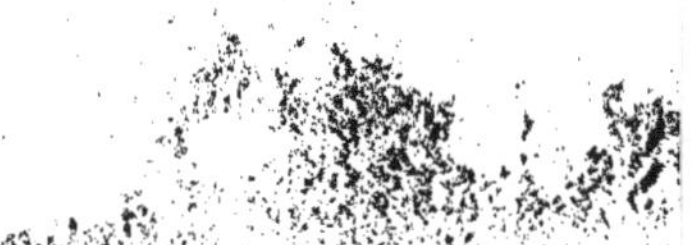

PATHOGÉNIE

DU

GLAUCOME

PAR LE

Dr A. TERSON

Ancien interne des Hôpitaux, Ancien chef de Laboratoire et chef de Clinique ophtalmologique à la Faculté

Ancien Président de la Société d'Ophtalmologie de Paris

Rapport présenté à la Société belge d'Ophtalmologie dans la Séance du 24 novembre 1907

PARIS

LIBRAIRIE J.-B. BAILLIÈRE et Fils

19, rue Hautefeuille

BRUXELLES

IMPRIMERIE MÉDICALE & SCIENTIFIQUE L. SEVEREYNS

44, Montagne-aux-Herbes-Potagères, 44

1907

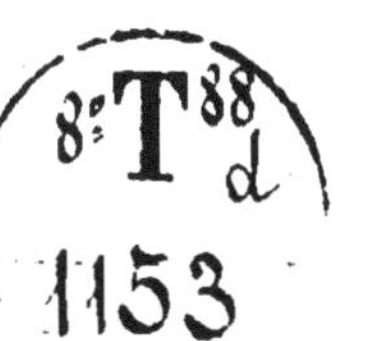

PRINCIPAUX TRAVAUX D'OPHTALMOLOGIE

DU MÊME AUTEUR

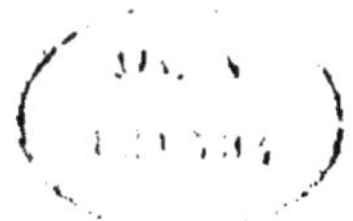

ANATOMIE ET PHYSIOLOGIE

Les glandes lacrymales conjonctivales et orbito-palpébrales (avec 6 pl.), *Th. de Paris*, 1892. G. Steinheil.

Les glandes acineuses de la caroncule lacrymale et l'encanthis inflammatoire (avec fig.), *Arch. d'Opht.*, 1893.

Mensurations pour déterminer le siège de l'incision cutanée du sac lacrymal, *La Clinique opht.*, 1900.

Anatomie et physiologie des paupières avec une planche et 24 figures, *Encyclop. franç. d'Opht.*, tome I, 1900.

BACTÉRIOLOGIE OCULAIRE

Recherches sur l'état microbien de la conjonctive des ozéneux (avec Gabrielidès), *Arch. d'Opht.*, 1894.

Bactériologie clinique de l'œil (avec A. Cuénod), *Académie de Médecine, Prix Meynot*, 1895.

CHIRURGIE OCULAIRE

Ouvrages généraux :

Technique ophtalmologique (antisepsie, anesthésie, instruments de chirurgie oculaire), avec 93 fig., *Paris, J.-B. Baillière*. 1898.

Chirurgie oculaire, 540 p. avec 127 fig., *Paric, J.-B. Baillière,* 1901.

Travaux divers :

Nouveaux instruments (blépharostat, couteau à cataracte, ciseaux à énucléation, laveurs de la conjonctive, pince spéciale à cuillers, etc.).

Sur la destruction ignée du sac et de son extirpation dans les fistules et tumeurs lacrymales rebelles, *Arch. d'Opht.*, 1891.

Extraction d'un grain de plomb inclus dans le corps vitré, *Soc d'Opht. de Paris*, 1894.

Comparaison entre divers cas d'extirpation de la glande lacrymale palpébrale, *Archiv. d'Opht.*, 1896.

Traitement de l'épisclérite par l'électrolyse, *La Clin. Opht.*, 1896 et *Soc. franç. d'Opht.*, 1898.

Traitement chirurgical de l'ectropion sénile (nouveau procédé), *Arch. d'Opht.*, 1896 et *Congrès int. d'Opht. de Lucerne*, 1904.

La tarsorraphie interne, *La Clin. opht.*, 1900.

Modifications à l'opération du trichiasis, *La Clin. Opht.*, 1903.

Procédés de staphylectomie, *Soc. d'Opht. de Paris*, 1901.

Nouveau procédé pour l'ouverture du sac lacrymal, *Ann. d'Ocul.*, 1903.

Suppression d'une vaste incrustation plombique de la cornée, *Soc. d'Opht. de Paris*, 1904.

Cataracte :

Sur la nature et la prophylaxie de l'hémorragie *expulsive*, après l'extraction de la cataracte, *Arch. d'Opht.*, 1894.

Remarques sur l'extraction de certaines variétés de cataractes (cataractes flottantes, cataractes sans chambre antérieure). Un procédé sûr pour la mensuration du lambeau, *La Clin. Opht.*, 1898.

L'extraction de la cataracte dans le kératocone, *Archiv. d'Opht.*, 1899.

HISTOIRE DE L'OPHTALMOLOGIE

Etudes sur l'histoire de la chirurgie oculaire, avec 6 pl. anciennes, *Paris, G. Steinheil*, 1899.

Généalogie de la famille Pellier, *Archiv. d'Opht.*, 1904.

Les premiers observateurs de la dureté de l'œil dans le glaucome, *Arch. d'Opht.*, 1907.

OPHTALMOSCOPIE ET EXAMEN DE L'ŒIL

Les verrucosités hyalines du nerf optique, avec 2 fig., *Arch. d'Opht.*, 1892.

Rapports entre l'état fonctionnel et l'état ophtalmoscopique dans certaines affections du fond de l'œil, *Rev. int. de Thérap.*, 1897.

Nouveau périmètre, *Prog. Méd.*, 1899.

Atlas d'ophtalmoscopie, par O. Haab, avec additions par A. Terson, traduction de A. Cuénod, 1895, 3e édition, très augmentée, 1901, J.-B. Baillière, 270 p., avec 148 fig. coloriées et 14 fig. noires.

OPHTALMOLOGIE GÉNÉRALE

Maladies des yeux, tome V du Traité de chirurgie clinique et opératoire, publié sous la Direction de MM. Le Dentu et Pierre Delbet, J.-B. Baillière, 1897, 326 p. avec 81 fig., 2e éd. 1908.

Atlas des maladies externes de l'œil, par O. Haab, additions et traduction de A. Terson, J.-B. Baillère, 1899, 2e édition, très augmentée, avec 67 fig. en couleur et 10 fig. noires, 1905.

Maladies des paupières, *Encyclopédie franç. d'Opht.*, tome V, avec 15 fig., *Doin*, 1905.

Deux cas de paralysie traumatique des muscles de l'œil, *Prog. méd.*, 1890.

Paralysie traumatique du petit oblique, *Arch. d'Opht.*, 1890.

Sur la pathogénie et le traitement du larmoiement simple, *Gaz. des Hôp.*, 1891.

Emploi chirurgical de l'antipyrine. — Les dacryoadénites palpébrales, *Midi médical*, 1892.

Kystes congénitaux de l'orbite, *Prog. méd.*, 1892 et (nouveaux cas), *Gaz. méd. de Paris*, 1897.

Sur quelques cas de phlegmons par leucome adhérent, *Soc. fr. d'Opht.*, 1895.

Les complications graves des dacryocystites, *Journ. des Praticiens*, 1896.

Les complications cornéennes des blépharites, *Soc. française d'Opht.*, 1897.

Les végétations conjonctivales à recrudescence printanière, *Gaz. des Hôp.*, 1898, et (nouveaux cas avec examens histologiques), *Annales d'Ocul.*, 1902.

Ophtalmomalacie essentielle typique, *La Clin. opht.*, 1898.

Remarques sur l'étiologie d'une choroïdite, *Soc. d'Opht. de* *aris*, 1899.

Fistule congénitale de la cornée, *Soc. fr. d'Opht.*, 1899.

Hémorragie expulsive avec conservation du globe, *Soc. d'Opht. de Paris*, 1900.

Etat histologique de la glande lacrymale dans le larmoiement chronique simple (avec Lefas) 1 pl., *Ann. d'Ocul.*, 1901.

Tuberculose conjonctivale chez le vieillard, *Soc. d'Opht. de Paris*, 1903.

Mélanochromie sclérale, *Soc. d'Opht. de Paris*, 1904.

Nature et traitement de la tumeur prélacrymale (ex. histologique avec fig.), *Arch. d'Opht. et Soc. fr. d'Opht.*, 1903.

Les collyres huileux, les injections temporales et sous-conjonctivales de dionine, emploi hémostatique de l'antipyrine, nouveau flacon compte-gouttes, les excipients de choix pour certains collyres, le gaïacol en thérap. oculaire, travaux divers de thérapeutique, *La Clin. Opht.*, 1900-1906.

Quelques affections oculaires banales et méconnues (blépharospasme et conjonctivité folliculaire, attitude *paradoxale* dans l'hypermétropie), *J. des Praticiens*, 1905.

Contagion du trachome, *Soc. d'Opht. de Paris*, 1905.

Lymphangiectasie conjonctivale (avec ex. histologique et fig.), *Soc. d'Opht. de Paris*, 1906.

Remarques sur les hémorrhagies sous-choroïdiennes traumatiques et les hémorrhagies expulsives, *Arch. d'Opht.*, 1907.

Glaucome :

Glaucome et déplacements du cristallin (ex. histologiques avec fig.), *Arch. d'Opht. et Soc. fr. d'Opht.*, 1894.

De l'état de l'angle irido-cornéen dans le glaucome dû à la luxation du cristallin (avec 2 ex. hist. et fig.), *Arch. d'Opht.*, 1906.

Recherches sur la tension artérielle chez les glaucomateux (avec Campos), première constatation de l'hypertension artérielle chez la plupart des glaucomateux), *Arch. d'Opht.*, 1898.

Glaucome consécutif à une rétinite brightique, *Soc. d'Opht. de Paris*, 1901.

Sur la nature du glaucome aigu (théorie de l'œdème aigu), *Soc. fr. d'Opht. et Ann. d'Ocul.*, 1901.

Pathogénie du glaucome, *Rapport à la Soc. belge d'Opht.*, 24 novembre 1907.

RAPPORTS DES MALADIES DES YEUX ET DES MALADIES GÉNÉRALES

Les complications orbitaires et oculaires des sinusites frontales, maxillaires, sphénoïdales (avec Guillemain), *Gaz. des Hôp.*, 1892.

Remarques sur les *phlébites orbitaires* consécutives aux affections bucco-pharyngées (avec autopsie et examen bactériologique. Mémoire présenté à la Soc. d'Opht. de Paris pour candidature). *Recueil d'Opht.*, 1893.

Kératite interstitielle chez un chien diabétique (avec E. Gley), *Soc. de Biol.*, 1894.

Les troubles visuels graves après hématémèses et les métrorragies, *Sem. méd.*, 1894. Nouveaux cas. (*J. des Praticiens*, 1897) et *Thèse* de Maillotis, Paris, 1898.

Traitement *d'urgence* des amauroses posthémorragiques par les grandes injections de sérum artificiel, *Soc. d'Opht.* et *Gaz. des Hôp.*, 1903.

L'hémorragie dans le corps vitré au cours de l'hémorragie cérébrale, *La Clin. Opht.*, 1900.

Pronostic vital des hémorragies oculaires, *J. des Praticiens*, 1899.

La diversité des complications oculaires du diabète, *J. des Praticiens*, 1899.

Complications oculaires de la paralysie faciale et leur traitement, *J. des Praticiens*, 1900.

Kératites neuro-paralytiques chez l'enfant (avec fig.), *Soc. fr. d'Opht.*, 1901.

La paralysie du moteur oculaire externe au cours des otites (avec le Dr Terson père), *Soc. fr. d'Opht.* et *Ann. d'Ocul.*, 1906.

Conjonctivite purulente chez un enfant né à la suite de l'opération césarienne, *Ann. d'Ocul.*, 1907.

L'évolution, le pronostic et le traitement des troubles visuels dûs à l'abus de l'alcool et du tabac, *J. des Praticiens*, 1906.

Blennorragie :

Les irrigations au permanganate dans le traitement de l'ophtalmie blennorragique, *Arch. d'Opht.*, sept. 1892, et *Soc. d'Oph.* de Paris, 1896.

Les ophtalmies purulentes d'origine génitale chez la *femme*, *J. des Praticiens*, 1893.

Dacryoadénite blennorragique, *Soc. d'Opht. de Paris*, 1900.

Syphilis :

Les papules syphilitiques de la conjonctive, *Gaz. méd. de Paris*, 1894.

Les gommes *précoces* du *corps ciliaire*, *Arch. d'Opht.*, 1896.

Les iritis *tardives* dans la syphilis, *J. des Praticiens*, 1901.

Kératite interstitielle dans la syphilis acquise, *Soc. d'Opht. de Paris*, 1897.

Les gommes de la cornée (avec fig. et prés. du moulage), *Arch. d'Opht.* et *Soc. fr. d'Opht.*, 1905.

Dermatologie oculaire :

Zona ophtalmique unilatéral et double kératite destructive, *Bull. méd.*, 1893.

Cornes palpébrales, *Soc. de Derm.*, 1895, et *Thèse de Zarzycki*, 1904.

Troubles oculaires dans l'érythème polymorphe. — Association pour l'avancement des sciences, 1896 et *Thèse* de B. Beaudonnet, 1894.

Action curative de l'érysipèle sur la lèpre oculaire et d'autres affections oculaires, *Soc. d'Opht. de Paris*, 1896.

Le soufre dans le traitement des blépharites, *J. des Praticiens*, 1896.

Œdème aigu de la conjonctive, *Soc. d'Opht. de Paris*, 1899.

Complications oculaires de la varicelle, *La Clin. opht.*, 1904.

Traitement du Zona, *J. des Praticiens*, 1904.

Classification dermatologique des blépharites ciliaires, *Congrès de Madrid* et *Ann. d'Ocul.*, 1903.

Dermatolysie palpébrale, *Arch. d'Opht.* et *Soc. fr. d'Opht.*, 1904.

Molluscum contagiosum (avec ex. histologique et fig.), *Soc. d'Opht. de Paris*, 1906.

THÈSES DE PARIS (depuis 1890)

Cordonnier. . . Couleurs d'aniline en ophtalmologie.

Decréquy. . . . Ophtalmies purulentes d'origine génitale chez les jeunes filles.

PERTAT . . . . . Traitement chirurgical de la ptose palpébrale.
CUÉNOD . . . . . Bactériologie des paupières.
B. BEAUDONNET. Troubles oculaires de l'érythème polymorphe.
SOUEIX. . . . . . Troubles oculaires dans le pemphigus et le psoriasis.
LAROQUE. . . . . Gommes épisclérales.
FERRAEZ. . . . . Ophtalmomalacie essentielle.
LIPSKI . . . . . . Complications oculaires métastatiques de la blennorragie.
GUY . . . . Œil et fièvres éruptives.
J. TERSON . . . . Exophtalmie et enophtalmie alternantes.
MAILLOTIS. . . . Cécité par hémorragies générales.
CHOLOUS. . . . . Déplacements de la glande lacrymale (glande lacrymale flottante).
FROMAGEOT . . . Kératite neuro-paralytique dans la syphilis.
RANCUREL. . . . Choroïdite purulente puerpérale.
ZARZYCKI . . . . Cornes palpébrales.
DELBÈS. . . . . . Résorption spontanée de la cataracte.
BOUTEILLIER . . L'iridocyclite dans les tumeurs malignes

ENSEIGNEMENT

Leçons d'ophtalmologie clinique, théorique et pratique, depuis 1892. — Bibliographies et critique ophtalmologique allemande, espagnole, italienne et anglaise.

Hommage de l'Auteur

ANALYSE ET SYNTHÈSE PATHOGÉNIQUES

DU

GLAUCOME

PAR LE

Dr A. TERSON

Ancien interne des Hôpitaux, Ancien chef de Laboratoire et chef de Clinique
ophtalmologique à la Faculté
Ancien Président de la Société d'Ophtalmologie de Paris

Rapport présenté à la Société belge d'Ophtalmologie
le 24 novembre 1907

BRUXELLES

IMPRIMERIE MÉDICALE ET SCIENTIFIQUE L. SEVEREYNS
44, Montagne-aux-Herbes-Potagères, 44

1907

Analyse et synthèse pathogéniques du glaucome

par le Dr ALBERT TERSON (de Paris)

—

Certes il est pénible, au milieu des réflexions que suggère la pratique journalière à ceux que ne se contentent pas de reconnaître et de traiter le mal, de constater combien est mouvant le terrain pathogénique de presque toutes les affections oculaires. Et cependant la terre ferme, au-delà de laquelle il serait incertain ou dangereux de s'avancer, s'exhausse, s'élargit et s'affermit sans cesse, quoique lentement. Il en est ainsi pour le glaucome, si multiforme, si impressionnant en ses variétés tranchées ou douteuses, ses débuts torpides ou foudroyants, son évolution diverse. Le courage et la foi reviendront à l'observateur s'il regarde en arrière le chemin parcouru. A peine il y a plus d'un siècle, le glaucome, souvent confondu, souvent même omis par les classiques, n'était entrevu que sous de rares éclairs.

Puis sa symptomatologie externe, son tableau ophtalmoscopique, ses deux principales altérations, l'excavation et la soudure irido-cornéenne, qui sont au glaucome ce que le staphylome postérieur est à la myopie, se classaient enfin, coup de théâtre, le glaucome, protée maîtrisé brusquement, commençait, grâce à la main de Graefe, à rendre ses prisonniers à la lumière. Si l'on ajoute à la cure chirurgicale la découverte des effets des myotiques, si l'on voit se dresser les innombrables recherches sur tous les points du glaucome dues à tant de travailleurs patients, et parfois originaux, on trouvera qu'il n'a pas fallu si longtemps pour tirer du chaos la nosologie, l'anatomo-pathologie, le traitement chirurgical et médical du glaucome. Que d'autres affections, qui sollicitent avec moins de fracas notre attention et nos efforts et qui sont incomparablement moins avancées, pour lesquelles nous en sommes réduits à souhaiter autant de progrès que pour le glaucome! Il suffit de méditer un instant sur la table des matières d'un traité d'ophtalmologie.

Laissant donc à leurs critiques ceux qui ignorent, feignent d'ignorer ou nient de pareilles acquisitions, nous devons travailler à l'interprétation pathogénique des faits, car c'est l'aile la moins avancée de l'édifice. L'évolution de cette partie ne s'est peut-être ralentie que sous l'autorité de ceux qui ont essayé d'imposer comme des vérités ce qui n'était que des hypothèses, légitimes, nécessaires, mais qui, comme toute hypothèse érigée en vérité, arrête l'esprit en route si on l'impose comme un dogme. Les hypothèses directrices sont indispensables. Il faut aller les chercher souvent sur des terrains moins fouillés, moins fatigués que les terrains ophtalmologiques. Sur cela l'expérimentation piétine ou échoue, et réussirait-elle, qu'elle ne concluerait pas avec certitude, si elle ne s'éclairait à la lumière de la pathologie générale. La nature la réalise en effet tous les jours, et si nous ne savons pas l'interpréter, nous n'allons pas plus avant. Un double glaucome aigu survenant le lendemain d'une secousse morale, d'un refroidissement, d'une hernie étranglée, comme je l'ai vu, comme tout le monde l'a vu, n'est-ce pas une expérience naturelle sur le terrain humain, le seul égal à lui-même? Que nous apprendra de plus une expérience qui ne saurait être ni mieux réussie ni plus complète, si nous la regardons sans comprendre, et nous ne comprendrons qu'en nous adressant à l'étude de phénomènes analogues? Là où l'histologie ne nous montrera plus rien, ou nous montrera les effets d'un glaucome ancien, elle sera impuissante ou nous fera voir des restes.

Seule la pathologie générale nous aidera à comprendre ce qui s'est produit ou les raisons de ce que nous trouvons sous le champ du microscope.

Limitant notre étude à celle que la Société belge d'Ophtalmologie nous a fait l'honneur, vivement ressenti, de nous confier, nous lui devons quelques explications sur la manière dont nous avons exécuté notre travail, et, si nous nous sommes trompés, notre erreur nous servira d'excuse. Nous avons formellement repoussé l'idée de refaire une fois de plus le pesant tableau des disparates théories du glaucome. Nous rappelant que « les livres sont là pour nous instruire, jamais pour nous asservir », nous avons pensé que les traités et les leçons des maîtres étaient là pour donner et conserver la tradition. A eux d'exposer les documents, accompagnés d'une critique profonde ou superficielle, d'un scepticisme prudent, motivé ou de parti-pris, d'une foi emportée sur des hypothèses solides ou fantaisistes. C'est là le Musée où tout n'est pas chef-d'œuvre, mais où tout est intéressant. Nous supposerons donc connues les théories du glaucome. Nous nous remettrons en face du *modèle vivant*, après avoir fait le plus possible table rase des héritages d'Ecole, en gardant ce qu'ils ont de positif.

Plusieurs idées générales nous orienteront.

Le glaucome n'est pas, ne peut pas être une maladie isolée, unique. Comme pour toutes les affections intra-oculaires, c'est forcément une localisation de processus qui doivent se produire en d'autres régions de l'organisme. La simple notion des rapports des maladies des yeux et des maladies du reste du corps, si précieuse, si fructueuse déjà, doit être, si l'on nous permet de revenir sur une idée qui nous est chère, élargie par la suivante. Bien des processus ophtalmiques ne sont que la même maladie sur un autre point, mais baptisés d'un nom ophtalmologique qui la masque. Prenons le plus banal des exemples. L'iritis syphilitique n'est que de la syphilis dans l'œil, y produisant une inflammation de même ordre qu'en d'autres régions. Si on la baptisait d'un nom spécial, ne devrait-elle pas le perdre pour rentrer par la force de la vérité, dans l'étiologie, la pathologie, l'anatomie pathologique, la bactériologie et la thérapeutique banale des affections syphilitiques? Nous croyons que le glaucome, malgré son allure encore mystérieuse, n'est très probablement qu'un *œdème en toutes ses variétés, aigue, subaigue, chronique*, mais qui, se produisant dans une cavité close ou à faibles et obstruables voïes d'excrétion, entraîne comme conséquence forcée une hypertonie d'intensité et d'évolution variables. Ces conséquences forcées et cette hypertonie elle-même, voilà ce qui a donné au glaucome le caractère mystérieux qui a compliqué le problème. Aussi ne confondons-nous pas glaucome et hypertonie. L'hypertonie est un symptôme, le glaucome n'en est pas un. Le strabisme aussi a été appelé un symptôme: cela est juste si on l'applique à la déviation: cela est inexact si on l'applique à la maladie, encore mal déterminée, qui lui a donné naissance. Déjà préférable est la définition de Demicheri qui ne préjuge rien. Le glaucome est un *syndrome*, l'hypertonie en est un des éléments. D'autres affections qui ont leur étiologie, leur symptomatologie et leur anatomie pathologique établies, restent ainsi classées en pathologie (l'œdème aigu du poumon, la maladie de Raynaud, et tant d'autres).

L'hypertonie est un résultat. Il y a des yeux (amaurose avec excavation) qui ont tout du glaucome sans hypertonie et il y a des yeux qui, hypertendus, n'ont du glaucome que l'hypertonie (occlusion pupillaire avec hypertonie, par exemple). Une hypertonie passagère ou durable dans bien des affections oculaire n'en fera jamais des glaucomes.

Aussi, reprenant d'après nature l'étude des diverses parties du glaucome, nous essaierons d'y trouver des suggestions pathogéniques. Après l'*analyse*, nous chercherons à établir la *synthèse*, à dresser, au lieu d'un glaucome exclusivement physique, hydraulique, chimique, histologique, physiologique, un glaucome vivant, celui que vivent les malades, non seulement fait de tous les éléments précédents, mais de tous les autres, à rechercher, que leur fournit la nature. Nous sommes trop pénétré des difficultés de la tâche, la découverte nosologique du glaucome encore trop récente pour que sa pathogénie ait déjà son étude accomplie, et nous laissons au temps le soin de détruire ce que notre exposé sincère aura d'imparfait, d'éphémère ou de faux, d'en conserver et d'en développer le germe viable.

I

Le terrain et les causes du glaucome

Le glaucome ne se développe pas chez n'importe qui et les causes en sont toujours complexes. Il y a de nombreuses manières de devenir glaucomateux.

Si l'on prend une observation de glaucome *comme elle doit être prise*, en interrogeant tous les antécédents, tous les appareils, toutes les fonctions, il apparaît bien que le terrain du glaucome est rarement d'apparence normale.

En outre des prédispositions individuelles et familiales, il y a des causes déterminantes et des causes provocatrices, occasionnelles.

L'*hérédité* du glaucome et de ses diverses formes est parfois certaine. De Graefe et Rogman ont même cité des familles de glaucomateux tout comme on a cité des familles où les cardiopathies, les affections articulaires et cutanées, les œdèmes, sont d'une extrême fréquence. Les *professions*, les conditions sociales, les distractions fatiguant et absorbant l'esprit (jeu), les soucis répétés, sont des causes très prédisposantes.

Le *sexe féminin* est-il plus souvent atteint de glaucome ? Les statistiques sont contradictoires. Toutefois nous avons observé le grand glaucome aigu bilatéral et simultané surtout chez des femmes. Il est hors de doute que la race juive fournit beaucoup plus de glaucomateux que les autres. On l'a dit depuis Benedict et Rosas, et nous pouvons affirmer que les Israélites forment le quart de nos glaucomateux. Dans cette race isolée, à pathologie relativement spéciale, se réunissent, multipliées par le mariage entre tarés et les mêmes conditions d'existence, les causes glaucomatisantes.

Un *état diathésique* est fréquemment observable.

Les anciens l'avaient reconnu. La nature « arthritique » de l'ophtalmie glaucomateuse est attestée par Beer, par Demours, qui dit « que la goutte et le rhumatisme prédisposent éminemment au glaucome », par Rosas, par la plupart des observateurs anciens et récents. La goutte précède ou suit quelquefois le glaucome, mais le goutteux est atteint souvent d'urticaire, de troubles nerveux et d'autres affections de divers appareils.

La syphilis peut être en jeu. Nous ne parlons pas d'une poussée hypertonique au cours d'une irido-cyclite syphilitique. Plusieurs ont signalé des faits de ce genre et nous avons cru voir chez un israélite, banquier, rhumatisant et syphilitique, atteint de glaucome chronique simple, une amélioration, au cours d'une cure hydrargyrique, alors que l'iridectomie et les myotiques n'avaient fait qu'enrayer le mal.

Le *système nerveux* mérite la plus grande attention. L'asthénie nerveuse avec alternatives d'hypo- et d'hyperexcitabilité, les réactions émotives et colériques disproportionnées, sont au plus haut degré chez certains glaucomateux.

Demours (1821) auquel on doit une très remarquable description du glaucome (1), au point de vue clinique (phénomènes subjectifs, dilatation pupillaire, *dureté de l'œil au toucher*, etc.), bien avant Mackensie, Middlemore et de Graefe, remarque combien les vives impressions (chutes, émotions, froid, etc.) ont d'influence et dit : « La sensibilité du système nerveux est une prédisposition à cette maladie et il m'a paru souvent que telle personne affectée d'un glaucome n'aurait eu qu'une amaurose, si chez elle le système nerveux avait été moins irritable » ; il cite des cas de glaucome subit, glaucome nerveux (Sichel), baptisé depuis émotif.

Une de nos israélites a une folie circulaire. Bien des malades ont des névropathes francs dans leur famille (goître exophtalmique, etc). Les migraines, la sciatique, les névralgies sont fréquentes chez les glaucomateux, où d'ailleurs les causes occasionnelles sont si souvent d'ordre nerveux.

Du côté de la *peau*, l'urticaire, les dermatoses, les érythèmes aigus, existent de temps à autre. Tito Manlio a remarqué le coexistence et l'alternance d'un glaucome aigu avec les poussées d'érythème noueux.

Du côté des *poumons*, l'asthme, l'emphysème.

Du côté de l'*appareil digestif*, les dyspepsies, les coliques hépatiques, la constipation, tout l'apanage intestinal des arthritiques sont à invoquer soit comme source d'intoxication soit comme origine irritative d'un réflexe.

Du côté de l'appareil *urinaire*, la perméabilité rénale a paru très restreinte (Joseph, Cantonnet), moins pour d'autres (Frenkel).

---

(1) A. Terson. Les premiers observateurs de la dureté de l'œil dans le glaucome. (*Arch. d'ophtalm.*, 1907.)

Dans les urines, la gravelle avec coliques néphrétiques, très rarement de l'*albumine* (quoique le glaucome puisse compliquer une rétinite brightique vraie), du sucre (nous avons observé des glaucomes, parfois hémorragiques et bilatéraux chez le diabétique pur). Il serait tout à fait utile d'étudier les urines, suivant la méthode de Joulie, et en rapport qualitatif avec les crises glaucomateuses.

Très importantes sont les altérations du *système circulatoire*. Il n'est pas très rare de trouver chez le glaucomateux des maladies de cœur et des cardiopathies artérielles. Nous avons noté en particulier l'insuffisance aortique et de graves crises d'angine de poitrine. Les artères sont souvent rigides, surtout dans le glaucome chronique, les temporales flexueuses et dures, le système *veineux* dilaté (varices, hémorroïdes). La suppression brusque du flux hémorroïdal a été signalée dans l'étiologie immédiate. De même les troubles menstruels qui, vu leur fréquence à la ménopause, doivent être pour quelque chose dans celle du glaucome à cette période de la vie féminine.

Le pouls a souvent les caractères du pouls des artérioscléreux. Des troubles circulatoires divers (vertiges, œdèmes, petits signes de l'artériosclérose et de la tendance brightique), l'hémorragie cérébrale plus ou moins grave, fréquente dans le glaucome hémorragique où, comme de Graefe, nous avons plusieurs fois vu l'hémiplégie suivre ou précéder, ou la mort subite suivre l'attaque de glaucome. Il sera toujours intéressant de noter, quand on le pourra, comment meurent les glaucomateux, après avoir noté comment ils vivent.

Nous reviendrons spécialement sur l'hypertension artérielle que nous avons les premiers, Campos et moi, mesurée chez le glaucomateux.

Quant au rôle et à la constatation de l'artériosclérose, un grand nombre de recherches ont été publiées sur cette étiologie, déjà invoquée avant et depuis de Graefe et sur laquelle Panas a encore fortement insisté. On les trouvera dans les travaux de H. Joseph (1), de Rohmer (2) et de Gama Pinto (3).

Les intoxications chroniques (tabac, alcool) ne jouent qu'un rôle indirect en activant l'effet nocif des autres conditions générales.

L'examen de l'*œil* révèle presque toujours une réfraction hypermétropique, souvent héréditaire.

L'emmétropie, l'astigmie, très rarement la myopie, malgré les assertions de Mackensie, la remplacent.

D'autres affections oculaires (rétinite pigmentaire, lésions diverses et ectopies du cristallin, embolie rétinienne, anomalies congénitales, colobomes, anridie), ont été signalées dans le glaucome de l'adulte et dans le glaucome infantile.

Plusieurs fois des cancers (fréquence relative de la diathèse néoplasique chez les arthritiques) ont terminé la vie des glaucomateux.

Dans les causes *occasionnelles*, on rencontrera les éléments les plus variables.

Ordinairement il s'agit d'une action sur le système nerveux. Le surmenage, la faim, le refroidissement très violent (nous avons vu un glaucome aigu suivre, dès le lendemain, une attente prolongée sous une porte cochère à un froid excessif), une insolation, des conditions de pression atmosphérique (Uribe Troncoso), peut-être certaines conditions *météorologiques* plus d'une fois invoquées, (mais le glaucome se produit à peu près aussi fréquemment dans la saison très

(1) H. Joseph. Rapports du glaucome avec l'artériosclérose et l'imperméabilité rénale. (Thèse de Paris, 1904).

(2) Rohmer. L'artériosclérose oculaire. (Rapport à la Société française d'Ophtalmologie, 1906.)

(3) Gama Pinto. Art. « Glaucome » de l'*Encyclopédie française d'Ophtalmologie*, tome V.

froide et très chaude, et, comme pour l'urticaire, il semble que ce soit une forte variation thermique en plus ou en moins qui soit l'agent provocateur), une chute dans l'eau, une fracture, l'étranglement herniaire (double glaucome aigu chez un de nos malades), les émotions (perte au jeu, deuil, colère, discussion vive), une crise douloureuse, (coliques néphrétiques, hépatiques, etc.), le choc électrique, ou l'ingestion d'un aliment compliqué, irritant, toxique, boissons glacées, sauces véhémentes et épicées, crustacés, etc.), tout cela s'observe et relève à la fois de plusieurs étiologies *convergentes*.

La cause est même parfois *oculaire* ou *périoculaire :* le cathéchisme lacrymal, l'ablation d'*un* cil (Terson père), une opération de cataracte (glaucome avant, pendant une extraction [Lagrange]), après l'extraction (de Graefe), l'iridectomie de l'œil opposé (de Graefe), une injection sous-conjonctivale (Mazet), l'action d'un mydriatique, celle d'un médicament vasomoteur, (surtout l'adrénaline), bien d'autres actions locales, le traumatisme contondant donnant (chez un de nos malades une boule de neige), sans aucun déplacement du cristallin, un glaucome cédant peu à peu aux myotiques, glaucome secondaire si l'on veut, mais bien différent des glaucomes par plaie de l'œil ou luxation de la lentille.

Le surmenage oculaire d'un œil hypermétrope a une influence mauvaise. Si Lange a remarqué l'influence heureuse du travail dans certains cas, le contraire a lieu d'ordinaire. Le sujet sait ce qui lui fait mal. Un de nos malades, atteint de prodromes, a sa crise avec arc-en-ciel, pesanteur et brouillard, vers 11 heures du soir, au théâtre, s'il emploie la lorgnette pendant environ deux heures.

On doit faire une mention spéciale pour les *affections aiguës* de l'organisme.

Le glaucome au cours ou *à la fin* de l'influenza,

n'est pas rare : nous en avons vu plusieurs bilatéraux. Ceci n'a rien d'étonnant avec une maladie à infection aussi toxique et imprégnante pour le système nerveux. L'érysipèle, le typhus, toutes les fièvres éruptives, *toute cause d'infection générale* (chez un de nos malades, un énorme anthrax de la nuque), sont une étiologie éventuelle.

Deux conclusions générales sont à tirer de l'étude étiologique du glaucome primitif de l'adulte. D'abord les causes n'ont *rien de spécifique.* Comme pour l'urticaire, les érythèmes, les œdèmes névropathiques, *les causes les plus disparates aboutissent au même résultat* ; jamais la cause n'est unique ou exclusive ; ceci est d'une réelle importance pathogénique.

Comme pour les érythèmes, c'est *au sujet lui-même* et non à la cause que le glaucome emprunte son caractère spécial.

Ensuite cette cause pourra rester indécise ou inaperçue. On doit admettre que, chez certains malades, les causes nocives *banales* dans lesquelles ils passent littéralement leur temps en bien des professions ou conditions sociales, ont suffi ; dans d'autres, la cause existe, mais n'a point été recherchée avec ténacité et compétence. Parfois le mauvais état général (vomissements, mouvements fébriles, agitation) qu'entraîne l'attaque de glaucome aigu aura été confondu avec la maladie générale qui engendre ce glaucome, et inversement.

Enfin la violence extrême d'une cause d'ébranlement nerveux suffira à provoquer le glaucome sur un terrain sensiblement normal. On devra examiner tout cela avant de dire, avec Fabini (1) qui, en une page, a donné une description parfaite du glaucome, avec remarque de la dureté *pierreuse* de l'œil (1831) : « Le glaucome survient parfois chez des sujets *sains*,

(1) Fabini. Doctrina de morbis oculorum. (Pesth, 1831.)

mais bien plus souvent dans la diathèse arthritique. » Ajoutons : chez les sujets très nerveux (Demours).

L'hydrophtalmie, la *buphtalmie glaucomateuse* (*glaucome infantile*), se présente soit comme primitive, soit comme secondaire Dans le second cas, les causes (traumatismes, leucome adhérent, occlusions pupillaires, déplacements cristalliniens, etc.) sont les mêmes que chez l'adulte, avec en plus certaines affections congénitales d'origine intra-utérine (nous avons vu la buphtalmie succéder à l'oblitération d'une fistule cornéenne congénitale.

Dans les cas primitifs qui rappellent l'hydrocéphalie, l'hérédité et les diathèses ne sont pas rares : nous avons vu aussi plusieurs fois une mère buphtalme engendrer des enfants rapidement buphtalmes. La syphilis héréditaire est fréquente, une série de causes dystrophiques et diasthésiques sont observables. Une prédisposition aux troubles circulatoires et névropathiques aussi bien chez les enfants que chez les parents, a été admise ici par Angelucci, Gallenga, de Lapersonne.

Le *glaucome secondaire de l'adulte* a une étiologie trop banale pour nécessiter ici une mention particulière.

II

Le glaucome et les modalités de la pression sanguine pathologique

1° LE GLAUCOME ET L'HYPERTENSION ARTÉRIELLE. — En 1893, m'occupant, peu après l'intéressant travail de van Duyse (1891), de la pathogénie de l'hémorragie profuse sous-choroïdienne et post-opératoire, que j'ai appelée *expulsive* (1), je remarquai des signes évi-

(1) A. TERSON. Nature et prophylaxie de l'hémorraghie post-opératoire expulsive. (*Arch. d'Ophtalmologie*, 1893.)

dents d'artériosclérose et d'hypertension artérielle chez le sujet dont j'examinai plus tard les deux yeux au microscope. J'émis alors sur ce sujet controversé la théorie attribuant à l'hypertension artérielle, compagne si habituelle de l'artériosclérose, un rôle important dans la rupture des vaisseaux plus ou moins altérés. J'ai publié depuis d'autres cas d'hémorragies expulsives spontanées au cours du glaucome absolu, entre autres (1). Houdart, à mon instigation, en a rapporté de nouveaux et consacré un intéressant travail à cette étude (2), que j'ai reprise encore récemment (3). Quoiqu'il en soit, dès 1893, je me préoccupais de la tension artérielle des cataractés, seul point de repère que j'entrevisse pour déterminer leur prédisposition hémorragique. Cette hypertension artérielle est assez rare chez eux (9 %, d'après Frenkel (4). Je cherchais, surtout pour l'opération du second œil, le premier ayant subi l'hémorragie, à l'abaisser par les médications hypotensives.

Imbu de ces idées, pénétré de la ressemblance de certains de ces cas avec le glaucome hémorragique (5)

---

(1) A. Terson. Hémorragie expulsive spontanée. (Soc. d'Ophtalmologie de Paris, 1900.)

(2) Houdart. Hémorragie expulsive et rupture spontanée de la corné. (*Rec. d'Ophtalm.*, 1906.)

(3) A. Terson. Remarques sur les hémorragies sous-choroïdiennes traumatiques et les hémorragies expulsives. (*Arch. d'Ophtalmologie*, 1907.)

(4) Frenkel. Recherches sur la tension artérielle des cataractes. (*Archiv. d'Ophtal.*, 1906.)

(5) Il est possible que dans la *grande hémorragie* et dans le *glaucome hémorragique*, même sur le terrain artérioscléreux à hypertension artérielle, le *système nerveux* intervienne et que les éléments vasculaires et nerveux se combinent pour arriver à l'afflux congestif subit et irrésistible, l'*assaut*, la *crise vasculaire* qui rompt tout. Ceci est d'autant plus probable que les sujets artérioscléreux et à hypertension artérielle n'ont tous ni l'hémorragie expulsive ni le glaucome hémorragique.

où l'hémorragie profuse se produirait bien souvent, donnant le maximum du glaucome hémorragique, si on enlevait le cristallin de ces yeux, admettant aussi la fréquence de l'artériosclérose dans le glaucome chronique, je fus amené à rechercher l'hypertension sanguine chez les glaucomateux en général, car elle pouvait jouer un rôle non seulement dans les processus hémorragiques, mais aussi dans les processus exsudatifs, hypersécrétions polyuriques en quelque sorte, comme chez les brightiques artérioscléreux.

Tout en prenant date (additions aux Atlas de Haab, « Maladies des yeux » dans le Traité de chirurgie Le Dentu-Delbet, etc.), je résolus de mesurer cette tension, je me procurai un sphygmomanomètre de Potain, j'associai M. Campos à ces recherches et nous obtînmes nos premiers résultats (1). Ces résultats démontraient déjà que les formes chroniques du glaucome étaient presque toujours liées à hypertension sanguine *permanente*, que cette hypertension artérielle était parfois extrême dans le glaucome hémorragique, mais qu'une hypertension sanguine permanente n'existait pas chez un certain nombre de glaucomateux, qu'enfin, malgré une tension sanguine *normale ou redevenue normale*, l'œil pouvait rester très dur, preuve absolue que l'abaissement de la tension artérielle ne suffisait pas à faire cesser l'hypertonie.

Bajardi comminiqua bientôt (2) de très intéressantes recherches. Il trouvait, plus souvent que nous, une hypertension artérielle permanente chez les glaucomateux et insistait surtout sur l'influence glaucomatisante des variations d'équilibre de la pression sanguine pathologique.

(1) A. Terson et M. Campos. Recherches sur la tension artérielle des glaucomateux. (*Arch. d'Opht.*, 1898.)

(2) Bajardi. La pressione endarteriosa generale in rapporto col glaucoma. (Academia di med., Torino, fab. 1900.)

Dans un ordre d'idées voisin, frappé des grandes ressemblances cliniques du glaucome aigu avec l'*œdème aigu* séro-albumineux, *non inflammatoire*, observable sur tant de régions du corps, je m'attachai (1) à développer les analogies vasculaires, nerveuses, parfois toxiques, du terrain de l'œdème aigu et du terrain du glaucome aigu dans une note préparatoire. J'y disais notamment, remettant le plus possible le glaucome dans la voie de la pathologie générale : « Il faudra, si l'on veut rechercher les causes vraies du glaucome, prendre l'observation de tout glaucomateux, comme on prend une observation de pathologie interne, avec interrogatoire complet, antécédents héréditaires, familiaux et personnels, examen des viscères, du cœur et des vaisseaux, de la tension artérielle, des liquides organiques, de la toxicité des urines, de la perméabilité rénale, des états constitutionnels, des habitudes et du genre de vie du malade. Qu'il s'agisse d'urticaire ou de glaucome, l'étude devrait être la même ». H. Joseph a répondu à cette question (2). Puis viennent les travaux de Cantonnet (3) sur les troubles osmotiques dans leurs rapports avec le glaucome. Enfin Frenkel (4) dans une série de patientes recherches avec l'appareil de Riva-Rocci, retrouve une hypertension artérielle quatorze fois sur quinze glaucomateux, mais peu de défectuosité dans l'élimination rénale.

Depuis 1898, nos recherches ont confirmé nos pre-

(1) A. Terson. Sur la nature du glaucome aigu. (*Annales d'Oculistique*, 1901.)

(2) H. Joseph. Le glaucome dans ses rapports à l'hypertension artérielle et l'imperméabilité rénale. (Thèse de Paris, 1904.)

(3) Cantonnet. Les échanges osmotiques entre les humeurs intraoculaires et le plasma sanguin. (Thèse de Paris, 1905.)

(4) H. Frenkel. Recherches sur la tension artérielle dans le glaucome. (*Arch. d'Opht.*, 1905.)

mières conclusions. Sauf dans les poussées aiguës des glaucomes, subaigu, irritatives, chroniques, hémorragiques, nous n'avons pas, dans le glaucome aigu, été appelé assez à temps pour constater chez ces derniers malades une hypertension artérielle évidente. Nous rapprocherons ce fait que, *dans les œdèmes aigus, en particulier dans celui du poumon, la tension artérielle s'abaisse brusquement dès que l'accès d'œdème est produit.* Si nous rappelons que Bajardi a pu voir dans un cas l'accès de glaucome suivre un abaissement brusque de la pression sanguine, il est possible que dans le cas de glaucome aigu où nous avons recherché, sans la trouver, après quelques jours de glaucome, l'hypertension artérielle, elle ait momentanément existé avant l'accès ou à son heure.

En somme, l'idée et la recherche de l'hypertension sanguine en pathologie oculaire sont devenues classiques et ont donné, quoique à leur début et avec des recherches rudimentaires (1), des constatations de faits, non seulement engendrant des interprétations nouvelles, mais s'ajoutant à tous les documents antérieurs de l'histoire clinique du glaucome.

Toutefois nous ne croyons pas plus aujourd'hui qu'il y a dix ans, que l'hypertension sanguine explique tout en fait de glaucome. Aussi devons-nous revenir sur diverses assertions, à notre avis trop exclusives. Dans son Rapport (2), M. Vaquez s'exprime ainsi : « Les relations du glaucome aigu ou chronique avec l'hypertension artérielle apparaissent de plus en plus évidentes depuis les travaux de ces dernières an-

---

(1) Nous ne pouvons insister ici sur les innombrables questions de technique et d'appréciation des résultats : on lira utilement le récent travail d'Ambard : Variations des tensions vasculaires chez les artérioscléreux hypertendus. (*Gaz. des Hôp.*, 24 sept. 1907.)

(2) VAQUEZ. L'hypertension artérielle. (Rapport au Congrès de de médecine. Paris, 1904.)

nées. Le prof. Panas les avait entrevues, mais elles ont été plus nettement établies par les travaux de A. Terson et Campos, de Bajardi, de H. Joseph. » Et plus loin : « Le glaucome est bien dû, comme le pensait Panas, à une exagération de la tension oculaire et de la pression du sang. »

M. Huchard, dont les mérites sont si grands dans l'ordre d'idées qui nous occupent, se borne à la mention suivante (1) : « Les travaux de Panas nous ont montré les relations qui existent entre l'hypertension artérielle et le glaucome aigu ou chronique, relations déjà signalées dans le livre de W. Broadbent (*The Pulse*, 1890). »

En présence de ces affirmations, il convient de procéder à un inventaire.

Ni dans son traité, ni dans ses leçons cliniques, Panas n'a envisagé le rôle possible de l'hypertension artérielle *générale* dans le glaucôme. Le seul *mot*, dans toutes ses publications, où une allusion est faite à la tension sanguine générale, dans le glaucome, est le suivant dans le livre publié par lui avec la collaboration de Rochon-Duvigneaud (2). « Il ne faut pas oublier qu'un grand nombre de glaucomes aigus et subaigus se développent chez les gens âgés, à artères rigides, à tension sanguine exagérée. » La date de cette simple indication sans autre développement, est celle de la publication de nos recherches en collaboration avec Campos (1898) et elle est de plus postérieure à nos nombreuses affirmations à ce sujet, publiées dans divers ouvrages cités plus haut. Sans doute, ces recherches ont été faites à l'Hôtel-Dieu, presque toutes sur les malades de la consultation ex-

(1) Huchard. Les conséquences de l'hypertention artérielle. (*Journal des Praticiens*, 28 avril 1906.)

(2) Panas et Rochon-Duvigneaud. Recherches anatomiques et cliniques sur le glaucome et les tumeurs intra-oculaires. p. 191. Paris, 1898.

terne quand j'étais chef de clinique. M. Panas, qui ne les avait pas instituées, en apprit de moi les résultats sans paraître s'en préoccuper. Il admettait la fréquence de l'artériosclérose dans le glaucome, plus encore que beaucoup d'auteurs antérieurs, mais il s'attachait avant tout à la recherche et à l'interprétation du rôle de l'artério-sclérose *oculaire*, surtout rétinienne, dans ses effets possibles sur la nutrition et la tension du corps vitré et, pendant les huit années que j'ai passées à l'Hôtel-Dieu, je ne l'ai entendu faire aucune mention du rôle possible, à plus forte raison de la recherche de l'hypertension artérielle chez le glaucomateux. Dans sa dernière publication (1), il n'existe aucune allusion ni à l'hypertension artérielle, ni aux résultats obtenus par Campos et nous-même, puis par Bajardi, et cependant l'étude correspondante est intitulée « Pathogénie et traitement du glaucome ».

Broadbent (2), dont nous ignorions totalement la publication avant le renseignement donné par M. Huchard, nous dit :

« The penetration of blood along the various ciliary arteries will not be obstructed in the same degree. High arterial tension, then, must tend to raise the pressure in the vitreous chamber anm may carry it to a point at wich it effectually obstructs the filtration angle between the iris and cornea *by carriyng forward the lens and ciliary processes*, thus realizing the conditions wich M. Priestley Smith has shown in his lucid and instructive lectures to be the immediat cause of glaucoma. »

Sans parler du mode douteux d'hypertonisation admis par M. Priestley Smith, il est très probable que l'action de l'hypertension sanguine sur la tension ocu-

(1) PANAS. Etudes de clinique ophtalmologique, Paris, 1903.
(2) BROADBENT. The Pulse, Londres, 1890.

laire est infiniment moins simple que ne l'ont pensé Broadbent et ceux qui ne voient dans l'hypertonie qu'une dépendance directe de l'hypertension sanguine. La théorie qui le soutiendrait exclusivement, s'écroule en effet toute entière devant une série de faits.

D'abord la grande majorité de sujets atteints d'hypertension artérielle souvent *extrême*, tels que les brightiques, n'ont pas et n'auront jamais d'hypertonie oculaire ni de glaucome. Quoique possible, le glaucome est rare chez les brightiques. Nous ne parlons pas de nombreuses maladies générales qui s'accompagnent d'hypertension artérielle permanente ou momentanée et qui, si le problème était aussi simple, devraient s'accompagner *à tous moments* d'hypertension oculaire.

Quels que soient les rapports des diverses formes de glaucome avec l'artériosclérose et avec l'hypertension artérielle, divers facteurs, permanents ou occasionnels, sur lesquels nous reviendrons, variables avec chaque forme et avec chaque sujet, sont en jeu sur ce terrain *plus vulnérable* à l'hypertension sanguine et aux causes qui la font varier brusquement (1). C'est la réunion de ces facteurs qui aboutit au glaucome et non un seul, comme l'ont trop souvent admis les théories simplistes et disparates, vasculaires ou nerveuses, émises pour expliquer le glaucome. Les complexités de la pathologie générale et de la pathologie oculaire le veulent ainsi.

M. Vaquez, après avoir montré que l'amaurose saturnine provient souvent d'une brusque élévation de la tension sanguine, dont l'abaissement (inhalation de nitrite d'amyle) ramène rapidement la vision (Pal, Rist, Bornait, Labadie-Lagrave et Laubry),

(1) Comparez F. Franck. Défenses de l'organisme contre les variations anormales de la pression artérielles. (Acad. de méd., 21 juillet 1896.)

croit que « dans le glaucome, ce sont les modifications de la tension du liquide *céphalo-rachidien* qui sont les intermédiaires nécessaires entre l'hypertension et la lésion oculaire. »

S'il en est ainsi, sans parler de trop d'objections anatomo-physiologiques, il suffira de faire d'une part cesser la tension du liquide céphalo-rachidien par une ponction lombaire (qui peut d'ailleurs présenter des dangers chez des glaucomateux vieux et artérioscléreux) et d'autre part d'amener par les divers moyens hypotenseurs une chute de la pression sanguine pour faire cesser le glaucome. Nous craignons que ce résultat ne soit pas souvent obtenu. Ne voyons-nous pas couramment d'énormes tensions intracraniennes au cours de tumeurs cérébrales avec nerf optique étranglé n'entraîner que très rarement une hypertonie oculaire et cela même avec une mydriase extrême ? N'avons-nous pas vu de nombreux glaucomateux conserver des yeux très durs avec une tension sanguine redevenue normale ?

Résumons-nous :

1° L'hypertension sanguine permanente existe dans bien des cas de glaucome, surtout les cas chroniques et les hémorragies.

2° On lui retrouve souvent associées une artério-sclérose marquée et des troubles d'imperméabilité rénale, facteur à noter, car *l'origine rénale* de l'hypertension artérielle permanente est plausible (1).

3° Des recherches précises doivent être multipliées pour vérifier l'état de la tension artérielle au cours des poussées aigues dans le glaucome chronique, ou au moment du glaucome aigu primitif, la crise hypertonique pouvant être suivie d'un état normal ou inférieur de la pression sanguine.

---

(1) AMBARD. L'origine rénale de l'hypertension artérielle permanente. (*Semaine médicale*, 1er août 1906.)

4° La réalité et le mécanisme de l'hypertonisation oculaire par les médications d'hypotension sanguine et d'hypotension intracraniennes sont encore à démontrer.

Il est certain qu'un glaucome absolu peut coexister avec une tension sanguine normale.

Cherchons donc encore avec divers modes d'investigations compétentes, et cela souvent sur un même sujet, à divers moments de la journée, dans maintes circonstances (Bajardi), cherchons à régulariser, à gouverner la tension sanguine pour maîtriser ses variations, causes de déséquilibre, de révolution dans la tension oculaire par un mécanisme encore imprécis, plutôt qu'à abaisser fortement et brusquement l'hypertension sanguine quand on la constatera chez un glaucomateux, puisque Bajardi a vu l'accès de glaucome coïnsider avec la chute de la pression.

2° La glaucome et l'hypotension sanguine. — L'hypertonie, si on la définit un trouble de l'équilibre entre la pression sanguine et le tonus oculaire, proviendrait (Zimmermann [1]) d'un *abaissemnet* brusque de la pression sanguine, tandis que le tonus oculaire resterait le même. Le sang aurait de la peine à forcer la pression intraoculaire, d'où le pouls artériel intraoculaire et une diminution de l'apport sanguin entraînent une nutrition défectueuse, un œdème augmentant l'hypertonie comprimant les veines ciliaires et s'accroissant encore de ce chef. L'hyperpression provoque ensuite la soudure.

Zimmermann (1) explique «par l'abaissement subit de la pression artérielle toutes les formes de glaucome chronique simple ». Il n'est pas jusqu'à l'excavation physiologique qui ne relèverait en partie de

(1) Zimmermann. Soc. franç. d'ophtalm., 1902.

(2) Sulzer. Considérations sur le rôle de la circulation intraoculaire dans la pathogénie du glaucome. (*Annales d'ocul.*, 1897.)

cette origine. L'auteur cherche chez les glaucomateux à relever la tension sanguine par le strophantus, l'adonis vernalis, et aurait obtenu des résultats encourageants.

Sulzer (2) pense que l'abaissement de la circulation artérielle a pour premier effet un ralentissement de la circulation intraoculaire et par cela même une augmentation de la transsudation à travers les parois vasculaires. La tension intra-oculaire ainsi augmentée entravera davantage encore la circulation sanguine intraoculaire. Si ces oscillations se produisent dans un œil à sclérotique rigide et à voies d'excrétion de faible capacité, il surviendra une exagération sensible de la pression intraoculaire qui durera jusqu'au moment où le rétablissement de la pression sanguine générale aura rétabli à son tour la pression intraoculaire et réduit à la normale la sécrétion des humeurs oculaires: un nouveau trouble circulatoire produira un nouvel accès de glaucome. L'accès glaucomateux entraînera des troubles organiques, des altérations vasculaires et mécaniques tendant à fixer et à renouveler l'hypertonie jusqu'à la désorganisation glaucomateuse.

D'une façon générale, les observations de ces dernières années multiplient les objections aux vues citées plus haut. Le fait que l'hypertension artérielle est fréquente chez les glaucomateux prouve qu'il y a glaucome avec hypertension artérielle *permanente* plus souvent qu'avec hypotension artérielle permanente. La plus grande fréquence du glaucome chez les sujets artérioscléreux hypertendus et chez les sujets arthritiques et autres ayant plus de tendances à l'hypertension sanguine, sa rareté chez les sujets hypotendus (tuberculeux, anémiés, etc.), doivent entrer en ligne.

Quant à la chute momentanée de la pression sanguine comme agent provocateur de la crise. Bajardi a, nous l'avons vu, cité un cas de ce genre et peut-être l'écart étant plus grand est-il bien plus préjudiciable qu'ailleurs, chez un hypertendu artériel, s'il descend brusquement à l'hypotension sanguine.

En admettant la constance des résultats oculaires d'une médication sanguine hyper- ou hypotensive, rien ne prouverait que ces médications agissent dans le glaucome par une action unique sur la tension sanguine et non simultanément par une action nerveuse ou autre. Personne n'ayant pu complètement préciser la nature des rapports entre les tensions sanguines anormales et la tension intraoculaire anormale, force nous est d'accumuler les faits en frappant à toutes les portes. Or, les faits anciens et nouveaux nous semblent jusqu'ici plutôt contraires au glaucome chez les sujets hypotendus.

Dans les cas aigus, il est possible que les brusques variations de pression sanguine, *en haut* ou *en bas*, aient pour résultat l'embarras glaucomateux, mais en ce qui concerne les cas chroniques, il s'agit plus souvent de sujets à hypertension artérielle et non à hypotension.

D'ailleurs *l'état de la tension sanguine n'est qu'un des éléments du problème pathogénique*. Trop de sujets atteints d'hyper- ou d'hypotension sanguine n'auront jamais de troubles glaucomateux pour que nous attribuions à la pression sanguine un rôle exclusif dans la production de ces troubles. Comment admettre son rôle dans les glaucomes d'une part où la tension sanguine est normale et où d'autre part l'hypertonie résulte d'une cause purement oculaire (atropine) et se réduit de même ?

Un élément oculaire *local*, soit organique, soit fonctionnel, est indispensable à admettre, aussi bien pour la pathogénie que pour la thérapeutique du glaucome et, en ce qui concerne les médications agissant sur la pression du sang, elles doivent avoir plutô. pour but de la régulariser que de la rabaisser ou de la surélever, sans prétendre à guérir le glaucome par leurs propres moyens.

III

Le glaucome et les échanges osmotiques

La pathogénie du glaucome comporte forcément, comme étude préalable, celle des lois qui président aux *échanges*, filtration, osmose, production et absorption des *liquides intraoculaires* à l'état normal et pathologique et elle se greffe sur l'étude *histologique* précise des *voies* que l'on doit croire consacrées à l'excrétion. Les expériences de Leber, Niesnamoff, Nuel et Benoit, Wessely, Angelucci et d'autres ont, malgré bien des difficultés, commencé à déblayer ce terrain. Puis les recherches de pathologie générale sur les œdèmes chroniques et les lois des échanges osmotiques, avec la thérapeutique et la prophylaxie correspondantes, ont attiré l'attention sur leur application possible au glaucome. La thèse de Cantonnet (1) est consacrée à cette question et on y trouvera une bibliographie considérable. Cantonnet considère la partie liquide du corps vitré comme une lymphe intraoculaire, admet que son augmentation constitue un œdème et formule une série d'hypothèses engendrées par d'intéressantes expériences. A l'état pathologique les échanges osmotiques seraient faussés dans leur mécanisme et leur régulation. Le corps vitré normal comme la lymphe normale semblent hypertoniques vis-à-vis du sang (toutefois de nombreuses expériences de N. Nuel (2) prouveraient que la pression osmotique des liquides intraoculaires n'est pas supérieure à celle du sérum sanguin). Au moment

---

(1) CANTONNET. *Loc. cit.*
(2) NUEL. *Journal médical de Bruxelles*, 1905.

de la poussée aiguë, sa concentration augmente peut-être, puis, en un second temps, la dilution est possible et arriverait à l'isotonie ou même à l'hypotonie. Dans le glaucome constitué, le corps vitré a été trouvé hypotonique, non seulement à ce qu'il est normalement, mais même au sang (Joseph Demaret). Si le sang se concentre sous l'influence d'une cause pathologique, il rejettera dans les liquides lymphatiques et le corps vitré l'excès de ses chlorures. Ces liquides hyperconcentrés attirent ensuite de l'eau pour rétablir leur taux normal, comme le liquide céphalo-rachidien et la lymphe à l'état pathologique, mais *sans équilibre*, vu les lésions des membranes osmotiques.

Dans le glaucome, il existerait, mais non dans tous les cas, des rétentions chloruriques chroniques, par insuffisance ou lésions rénales diverses : au cours de maladies ou d'infection générale aiguës, des rétentions chloruriques aiguës pourraient entraîner ou aggraver le glaucome. Ces faits, constatables dans la moitié dès cas environ, conduiraient à des essais parfois heureux de déchloruration ou de réchloruration suivant le degré d'élimination chlorurée.

Soutenue exclusivement, cette théorie serait inadmissible comme toutes les théories simplistes du glaucome. Cantonnet reconnait que « *les lois de l'osmose ne peuvent évidemment pas à elles seules expliquer le glaucome*. S'il y a des perturbations osmotiques indéniables dans le cas de la lymphe comme dans celui du corps vitré, il est incontestable que des lésions vasculaires, des modifications de la vitesse et de la pression du sang, des influences nerveuses, des altérations de la vitalité propre des épithéliums jouent leur rôle et dans une large mesure ». Cantonnet aura montré les analogies étroites existant à l'état normal et pathologique entre le corps vitré et la lymphe et admis qu'aucun œil ne pourrait devenir glaucomateux et surtout le rester s'il n'était primitivement atteint de lésions rendant possibles ces perturbations osmotiques. Ces lésions pourront encore être augmentées par des phénomènes *d'osmonocivité* et d'altérations graves de cellules vivantes par les solutions qui ne sont pas isotoniques, mais bien hypo- ou hypertoniques.

Les hypothèses précédentes paraissent reposer sur un fond de vérité et la rétention chlorurique pourrait être un facteur, lorsqu'elle sera prouvée, parmi ceux qui provoquent en particulier les fluctuations dans le glaucome aigu, où les phénomènes vasculo-nerveux Nuel (*Soc. belge d'Ophtalm.*, 1904) émet l'hypothèse combinée que l'hypertonie une fois produite par les troubles osmotiques et l'insuffisance rénale passagère, l'iris projeté en avant va bouche les voies de filtration, ce qui expliquera la persistance de l'hypertonie. Les troubles osmotiques et leurs oscillations seraient peut-être seules en jeu, dans le glaucome à rémissions franches. Tout cela semble plus difficile à admettre dans le glaucome aigu où les phénomènes vasculo-nerveux actifs paraissent jouer le principal rôle. De plus, bien qu'accessoire, la rétention chlorurique se produit sur le terrain spécial et complexe qui favorise l'éclosion du glaucome. L'artériosclérose, l'hypertension artérielle, les altérations rénales lui seront unies et pourront même la provoquer. Au point de vue thérapeutique et prophylactique, les cures de déchloruration et de rechloruration seront un des éléments du régime et du traitement général : mais leur effet ne pourra être qu'indirect et secondaire, *comme tout ce qui n'est pas oculaire* dans le traitement du glaucome, comme les médications agissant sur la pression sanguine, les médications générales, les opérations sur le sympathique cervical et d'ailleurs toutes les médications *extraoculaires* du glaucome.

IV

Remarques pathogéniques sur l'évolution, l'anatomie pathologique et la thérapeutique des glaucomes

La *symptomatologie* du glaucome nous offrira d'intéressantes suggestions. Contrairement à l'opinion qui prend pour type le glaucome chronique, nous pensons, au contraire, que c'est le *glaucome aigu*, foudroyant ou à menus prodromes qui doit être considéré comme *prototype*. C'est la médaille neuve, frappée et surgie d'un seul coup : tous les traits en sont complets, portés à leur maximum d'expression, depuis l'hypertonie jusqu'à la quasi-cécité rapide. L'excavation se produit ici comme ailleurs, si on lui en laisse le temps. Cette forme, développée brusquement comme par une expérience, guérissant expérimentalement par l'iridectomie, plus rarement par les myotiques et les révulsifs (dionine), nous fera saisir la cause immédiate et la nature *active* de l'élément qui produit l'hypertonie. Dans le glaucome chronique simple, on suivra à loisir les plus petits détails, mais l'évolution insidieuse, la présence des variétés pseudo-glaucomateuses, l'absence de troubles congestifs, donnent au mal un caractère plus ambigu et qui semble mal se prêter à une reproduction expérimentale. Peut-être est-ce pour l'avoir pris comme type que la question pathogénique a lentement avancé.

Reprenons les symptômes cardinaux du glaucome aigu.

Certainement Mackensie, Middlemore, et surtout de Graefe, faisant fructifier la notion d'hypertonie oculaire, signalée par Platner, établie par Demours et Fabini, ont eu raison d'attribuer la plus grande partie des caractères cliniques du glaucome aux résultats néfastes de l'hypertonie. Le trouble cornéen, les brouillards, les arcs-en-ciel perçus, le rétrécissement du champ visuel suivent le trop-plein oculaire et surtout le trop-plein rétro-cristallinien. Comprimez violemment le segment postérieur ou même une partie quelconque d'un œil d'animal fraîchement énucléé : la cornée se trouble à mesure que vous rendez l'œil plus dur : elle s'éclaircit parallèlement si la pression s'atténue. Injectez dans le corps vitré de l'œil mort ou sur le vivant, ou soutirez le liquide, le même phénomène se reproduira dans les deux sens. Si l'on opère assez tôt le glaucome aigu le plus grave, l'œil guérit sans arriver à l'excavation ; ceci prouve que dans le glaucome aigu au moins, l'hypertonie est à peu près tout ce qui engendre cette altération capitale.

Toutefois, dans le glaucome aigu typique, il y a un élément congestif *actif* et non pas seulement passif, dont on devra tenir compte. Il nous semble difficile d'admettre que l'œdème congestif brusque de toutes les parties du globe et parfois des tissus environnants, que cet œdème avec rétrécissement artériel, dilatation des veines, exsudations albumineuses, petites hémorragies, troubles des milieux, exsudats vitréens, œdème intense de la cornée, congestion fréquente de la rétine et du nerf optique allant parfois à la papillite, tout cela disparaissant seulement *peu à peu* par l'opération, nous ne croyons pas, disons-nous, que tout cela dépende *uniquement* de la stagnation hypertonique et de la rétention. Parfois, après guérison, le nerf optique, lavé, blanchâtre, à vaisseaux étroits, a un aspect caractéristique. Un œdème congestif aigu de tout l'œil, comme de tout le poumon, produisant forcément l'hypertonie par ses exsudations dans la partie intraoculaire du vase presque clos où il s'exerce, cercle vicieux où les éléments congestifs, actifs et passifs se combinent *forcément* par la nature du terrain, expliquerait ces modalités, de même qu'une partie des douleurs, de l'irradiation et du gonflement général.

Si on analyse un à un, tant objectifs que subjectifs, les autres symptômes, on retrouvera partout la probabilité d'une combinaison en parties *inégales* de la congestion active et passive, du résultat de l'hypertonie et du *primum movens* qui la provoque elle-même.

Au nom de la clinique comme au nom de l'anatomie pathologique, repoussons une dernière fois, puisqu'elle remonte toujours à la surface, la conception que tous ces processus peuvent être d'origine inflammatoire. Ni dans le glaucome aigu, ni dans le glaucome chronique, il n'y a *rien* de primitivement inflammatoire. Les phénomènes congestifs, exsudatifs, albumineux, hypertonisants, irritatifs, vaso-moteurs, ne prennent le caractère inflammatoire que par une grossière assimilation. Les quelques adhérences, pseudo-synéchies, qui se produisent dans l'accès aigu, le cristallin appuyant fortement sur un iris congestionné, et qui persistent quelque temps après l'iridectomie, n'autorisent pas à le croire. Divers troubles réactionnels ou rétentionnels sont possibles au contact de liquides stagnants, se décomposant par la privation de l'élimination normale, acquérant des propriétés d'osmonocivité, s'imprégnant de produits de désagrégation cellulaire, pouvant acquérir des propriétés toxiques (Panas et Rochon-Duvigneaud), pouvant même (si l'on envisage comme Gayet et d'autres, l'œil comme un émonctoire), être primitivement chargé de toxines ou d'une décharge de principes (uriques ou autres) irritants. Des recherches biologiques totales sur ce liquide roussâtre, qui s'échappe parfois en flot quand on tire sur l'iris pour faire l'iridectomie sclérale dans le glaucome aigu, le démontreront peut-être un jour. Congestion, trouble vaso-moteur, irritation chimique, stagnation et troubles mécaniques, qui pourra sincèrement les assimiler, même de loin, à une véritable inflammation irido-choroïdienne ou intraoculaire dont les types sont innombrables, mais séparés par un fossé très net, des pseudo-inflammations glaucomateuses? Même dans le glaucome chronique, sclérose, dégénérescence, mais rien de certain comme inflammation et résultats d'inflammations chroniques.

Dans le glaucome chronique, l'hypertonie reste (la forme spéciale au glaucome du champ visuel rétréci en est ici une preuve convaincante) la cause principale de la destruction intra-oculaire, mais elle n'est pas la seule. Là aussi, si l'on reprend les symptômes détaillés du glaucome chronique simple, on est obligé d'admettre que cette hypertonie se produit sur ce terrain spécial, déjà affaibli, sclérosé, vermoulu, sénile, inextensible, à vaisseaux et nerfs à nutrition réduite qui rendent facilement les armes à une hypertonie peu masquée, mais permanente, creusant le nerf comme la goutte persistante creuse la pierre. Aussi restons-nous persuadés, admettant en partie les idées de Jäger et Schnabel, que le glaucome chronique est une *maladie trophique* où l'hypertonie, quand elle existe, est l'élément le plus nocif. Cela seul peut expliquer les « amauroses avec excavation » où, malgré les subtilités, on n'a pu mettre en évidence l'exagération du tonus, mais où parfois, comme chez tout membre, même très éloigné, de la famille glaucomateuses et n'en ayant plus tous les caractères, toute cause occasionnelle provoquera plus facilement qu'ailleurs des phénomènes congestifs. J'ai vu même la dionine, si utile quand ils existent spontanément, les y faire apparaître pour la première fois.

Dans le glaucome *hémorragique*, où l'histologie, depuis Hache, retrouve invariablement les plus graves lésions artérioscléreuses rétino-optiques, et que, comme Coccius, Liebreich, Laqueur, Schnabel, Panas, nous rangeons dans les glaucomes primitifs, même quand l'hypertonie succède assez tard à des apoplexies rétiniennes, qui ne voit que l'hypertonie, malgré sa gravité, ne constitue qu'un élément redoutable, mais qu'un élément du tableau? Dans cette variété, que de fois nous avons vu une pupille *peu dilatée* et une chambre antérieure parfois *assez profonde*, sujets dignes d'être commentés.

Les causes *d'aplatissement progressif* de la chambre antérieure sont, en effet, caractéristiques dans le glaucome aigu et dans un très grand nombre de cas de glaucome subaigu et chronique. Quelle différence avec l'iritis séreuse, la cyclite avec leur chambre antérieure profonde et leur « glaucome d'humeur aqueuse » (Panas et Rochon-Duvigneaud)!

Les cas de glaucome vrai où l'iridectomie agit mal ou même aggrave, sont justement ceux où la chambre antérieure est profonde et la pupille peu dilatée. A de rares exceptions, l'iridectomie agit bien dans les cas où, faite au début, il y a dilatation pupillaire et chambre antérieure réduite. La pupille reste dilatée, après l'iridectomie, dans les cas heureux, comme de Graefe l'a vu le premier et comme tout opérateur a pu le remarquer après lui.

D'autre part, l'aplatissement de la chambre antérieure ne coexiste avec le glaucome qu'à certaines conditions. Ne voyons-nous pas constamment, dans la phtisie essentielle de l'œil, un iris *totalement* accolé à la cornée et une absence absolue de chambre antérieure avec un œil *hypotone*? Et de même dans les crises d'ophtalmomalacie passagère vraie. Aussi, lorsque dans le glaucome *malin*, la chambre intérieure ne se reforme pas après l'iridectomie, quand l'œil reste dur ou durcit encore, ni la dilatation pupillaire, ni la supression de la chambre antérieure, ni probablement l'absence de sécrétion, l'*anurie* de l'humeur aqueuse, ne sont la cause du grave pronostic, mais bien les conditions de la chambre vitréenne et les raisons de propulsion du cristallin, sans rejeter la possibilité d'une soudure irido-cornéenne déjà avancée. Si la chambre vitréenne a un tonus médiocre (décollement rétinien, liquéfaction vitréenne, défaut évident de nutrition du segment postérieur, etc.), l'aplatissement de la chambre antérieure et même l'adhérence cornéenne de *toute la surface antérieure* ne donneront pas l'hypertonie, l'équilibre étant largement rompu *par derrière*. Dans le cas contraire, l'hypertonie de la chambre vitréenne dans ces vrais glaucomes postérieurs est indéniable, aussi l'œil reste dur après une paracentèse cornéenne, scléro-cornéenne et ce qui est plus rare et plus étonnant, scléro-vitréenne, qui n'a pas suffisamment vidé les mailles de l'éponge vitréenne imbibée *faisant ressort* dans tout l'œil, poussant le cristallin et tous les organes qui l'entourent, donnant une hypertonie postérieure.

Les autres conditions ne font que rendre plus nocif cet état dans les cas moyens, mais elles ne sont pas indispensables, puisque nous avons vu des cas rares, mais réels, de glaucome hémorragique grave avec chambre antérieure profonde et pupille étroite, comme d'autres non moins malins, sans chambre antérieure, comme des yeux hypotones, avec ou sans réduction ou *disparition* même de la chambre antérieure.

Que trouvons nous parfois, quand la maladie n'a pas duré trop longtemps ? *Un angle irido-cornéen libre* comme dans le cas de *glaucome hémorragique* dessiné, p. 124, fig. 8, dans le livre de Panas et Rochon-Duvigneaud, de même dans mon cas de glaucome absolu par subluxation du cristallin, ayant nécessité *l'énucléation*, l'angle irido-cornéen était libre, malgré une hypertonie extrême et ancienne, la chambre antérieure *assez profonde* et les vaisseaux rétiniens très fortement sclérosés (voy. p. 70 de ce rapport).

La *dilatation pupillaire* a une importance bien moindre. Sans doute elle est foncièrement mauvaise dans une *chambre antérieure déjà rétrécie,* mais la rareté du glaucome malgré l'atropinisation à outrance de yeux atteints des maladies les plus diverses, prouve qu'il lui faut cette condition préalable.

L'hypertonie et la propulsion du cristallin favorisent un peu la mydriase, mais la laissent peu marquée. Les poussées d'œdème et d'exsudation dans la *chambre postérieure*, la favorisent-elle? L'excitation du sympathique (Schnabel, Abadie), y est-elle pour beaucoup? L'imbibition des tissus où se trouvent nerfs, muscles, vaisseaux, suffit-elle à gêner leur fonctionnement? Le sphincter irien est bien plus fort que le dilatateur, réel (Gabriélidès), mais faible. Si ses nerfs ou lui-même sont malades et affaiblis, l'orifice pupillaire s'élargira.

La clinique spéciale du *glaucome buphtalmique* chez les enfants et celle du glaucome ordinaire, rare, mais si intéressant chez les jeunes gens, parfois myopes, mériteraient des confrontations fructueuses.

Quant à la clinique du glaucome *secondaire* où si souvent l'hypertonie est alors presque toute la maladie, à de rares exceptions près, on trouvera quelquels réflexions à ce sujet à la *synthèse générale* des glaucomes.

***

L'ANATOMIE PATHOLOGIQUE des glaucomes anciens a été souvent faite et les premières dissections sans examen microscopique (Brisseau) ont eu déjà la grande utilité d'une part, de séparer, définitivement, le glaucome de la cataracte, et puis de ne point trouver de grosses lésions caractérisant le glaucome. Les débuts de l'histologie pathologique aboutirent d'emblée à la constatation de toutes les lésions intraoculaires résultant de l'hypertonie et même au lieu des ébauches de la théorie rétentionniste (oblitération des pores de la cornée admise par Pellier), de l'adhérence irido-cornéenne parfaitement vue par Donders (1), revue par H. Müller (1858) et attribuée par tous deux, comme aujourd'hui par beaucoup, à l'hypertonie au même titre que l'excavation. On connait complètement l'histologie pathologique des glaucomes anciens, mais c'est un peu l'ostéologie du glaucome unie à l'art d'accommoder les restes, et, pour la plupart des auteurs, de considérer tour à tour les principales lésions comme cause ou comme résultat. Manfredi (1876) puis Knies et Weber s'adressent à la soudure irido-cornéenne pour faire tenir à cet élément, jusque là comparse, un rôle au-dessus de ses forces, en la considérant comme un facteur primitif de rétention.

Tout au moins Knies admettait des sécrétions intraoculaires irritantes allant préparer la soudure. Avec de Wecker qui a vulgarisé la théorie exclusive de la soudure, on en arrive à l'idée d'une sorte d'adhérence sans motif que rien n'explique d'une manière satisfaisante. Constatons pour le moment que cette lésion majeure existe dans l'immense majorité des glaucomes primitifs et secondaires anciens et dans toutes leurs variétés. Il y a des cas (et nous en avons examiné) où le glaucome absolu existe sans soudure, chez l'adulte et chez l'enfant; mais il s'agit en somme d'une *exception infime*. De plus, nous admettons avec Coccius, Panas et Rochon-Duvigneaud, que l'œil glaucomateux excrète mal, puisque, contrairement aux autres yeux extraits, il reste beaucoup plus longtemps dur après l'énucléation.

Les tissus irido-cyclo-choroïdiens ont été toujours

---

(1) DONDERS, *Nederlandsch Lancet*, 1855, cité par SNELLEN, *Klin. Monatsbl. f. A.*, 1891.

trouvés sclérosés et on a pensé à une non-absorption par l'iris (Nuel et Benoit), d'ailleurs possible.

L'hypothèse d'un défaut dans la filtration postérieure, de physiologie normale et pathologique restée nébuleuse, a été admise.

Les nerfs ciliaires et les nerfs vaso-moteurs ont été incriminés sans qu'on ait pu toujours démontrer irréfutablement l'existence et la nature de leurs altérations.

Les lésions vasculaires, veineuses et surtout artérielles, souvent accusées, ont été remises en cause par Panas. L'artériosclérose intraoculaire est certainement primitive dans le glaucome *hémorragique*. Hache (1874) l'a prouvé dans un remarquable mémoire, confirmé par tous. Elle coexiste avec l'artériosclérose cérébrale et généralisée et l'hypertension artérielle n'y est pas rare. Quant à savoir, dans les vieux glaucomes, si l'artériosclérose est primitive ou consécutive à la fois à l'hypertonie (sclérose compensatrice de Thoma), à la désorganisation et à la dénutrition du globe, la question n'est pas totalement tranchée. Il y a des cas indéniables *d'artériosclérose rétinienne* marquée dans des cas de glaucome *secondaire* à la luxation du cristallin (A. Terson) et on la rencontre souvent aussi dans les glaucomes *secondaires* de toute nature chez les sujets jeunes, *indemnes d'artériosclérose*, lorsque la maladie a longtemps duré (staphylomes cornéens avec hypertonie). D'autre part, on doit tenir compte des examens de Rochon-Davigneaud montrant (*loc-cit.*, p. 180, fig. 20) que les artérioles situées *hors* de l'œil glaucomateux sont parfois également sclérosées, fait déjà admis par de Graefe.

Les lésions du *corps vitré*, du *cristallin*, de la *sclérotique*, leur dégénérescence, sont ou discutables ou difficilement appréciables au microscope ou impossibles à admettre comme altération primitive. En particulier rien ne permet d'admettre que la sclérose sclérale (Coccius, Cusco) soit l'agent principal du processus glaucomateux, quoique le défaut d'élasticité de la sclérotique ne soit évidemment pas un élément favorable à la normalisation de la tension. Il en est de même pour les altérations du cristallin (Priestley Smith), malgré le rôle démontré de la lentille dans le glaucome secondaire.

Bien d'autres lésions décrites dans les traités, les monographies et les encyclopédies, ne sont que le résultat de l'hypertonie atrophiante et dystrophiante.

D'ailleurs pourquoi chercher toujours une lésion organique au début du glaucome ? Elle est peu probable dans les poussées *prodromiques* et, dans le glaucome *aigu*, si elle existe, elle est fugace comme un état congestif. L'hypersécrétion et le nombre de gouttes qu'il faut pour durcir un œil, ne se font pas voir au microscope. Dans le glaucome *chronique irritatif*, l'état de congestion permanent des tissus empêche d'attribuer avec certitude à telle ou telle lésion l'origine du processus. Dans le glaucome *chronique simple*, on ne constate qu'une sclérose lente et progressive de tous les éléments de l'organe et les résultats de l'hypertonie sur l'angle irido-cornéen et le nerf optique.

L'anatomie pathologique des rares glaucomes aigus récents, malgré leurs différences réciproques et les causes d'erreurs possibles, n'a pas montré une lésion capitale spécifique, primordiale et unique. Toutefois cette constatation négative a son importance en prouvant qu'il n'y a pas *un facteur glaucomateux* primitif et durable spécial, régional (soudure, etc.), toujours égal à lui-même et grossièrement reconnaissable dans sa nature comme dans ses effets. Elle suggère que c'est à la *physiologie pathologique* et non à l'histologie à donner le pourquoi du glaucome, le mécanisme de la crise et nous engage à chercher dans la *pathologie générale* des processus analogues au lieu de limiter l'étude au champ visuel profond, mais étroit, de l'histologie ou aux conceptions simplistes de la physique, de la physiologie, de la chimie normale et pathologique. En tous cas l'examen des glaucomes primitifs récents montre la soudure irido-cornéenne non primitive, mais secondaire à la poussée rétro-iridienne : de plus une série d'altérations congestives, corrélatives à celles constatées par l'examen clinique et l'évolution thérapeutique et qui font comprendre que le glaucome aigu puisse guérir, puisqu'il n'y a pas de lésions organiques. Enfin les exsudats, les coagulations constatées en divers points de l'œil, semblent indiquer que si la poussée glaucomateuse a pour point de départ plus fréquent les organes différenciés (procès ciliaires), elle atteint tantôt divers points ou tantôt les parties vascularisées dans l'œil tout entier (œdème aigu partiel, œdème aigu global).

L'histologie arrive trop tard, le processus exsudatif est fugace. Si, par le plus grand des hasards, on peut se procurer un glaucome récent et le fixer sans l'altérer — surtout sans altérer ses liquides qualitativement et quantitativement — l'étude microscopique et chimique passera trop longtemps après, verra des dégats, des tissus altérés, mais où est l'orage qui a tout inondé ? Où sont les causes générales momentanées qui l'avaient provoqué ? Tout cela n'est plus qu'un ancien champ de bataille.

D'ailleurs dans *l'urticaire* où cependant d'énormes et subites lésions sont constatables cliniquement, au point de vue histologique, la plaque ortiée, conséquence d'un double acte congestif et œdémateux, est une *lésion aussi évanescente* que l'élément éruptif lui-même et qui, par conséquent, ne se constate pas aisément au microscope. J. Darier a plusieurs fois biopsié de l'urticaire vulgaire, des érythèmes ortiés, de l'urticaire dermographique, sans y rien voir d'anormal.

Aujourd'hui, comme hier, comme demain, restent vraies les paroles de Müller à de Graefe et que ce dernier cite dans son chef d'œuvre (*Arch. f. O.*, III, et *Ann. d'Oc.*, 1858) : « Dans des cas d'exsudations assez considérables à la face interne de la choroïde et du corps ciliaire, il m'est souvent arrivé de ne pouvoir découvrir d'altérations histologiques de quelque importance. »

Les résultats des examens histologiques dans *l'hydrophtalmie*, cette affection si spéciale qui n'est peut-être pas uniquement le glaucome chez l'enfant, sont relativement plus contradictoires que chez l'adulte : les altérations sont moins caractéristiques (l'angle irido-cornéen étant plus souvent libre). Peut-être ne sont-elles, croyons-nous, qu'une des expressions d'un trouble trophique congénital aboutissant à la buphtalmie.

On retrouvera à la synthèse générale diverses remarques sur les variétés de glaucomes et *d'hypertonies secondaires*.

* * *

On retrouvera à la synthèse générale diverses remarques sur les variétés de glaucomes et *d'hypertonies secondaires*.

Des faits assurément rares, mais dont, comme d'autres, nous avons observé quelques exemples très nets, prouvent que la crise la plus aiguë cède, exceptionnellement mais totalement, à un traitement *médical*. Les myotiques à haute dose, pilocarpine, ésérine *huileuse* à 1/100, à dose généreuse et répétée, ont eu une action rapide, plusieurs fois même chez des malades ayant perdu le premier œil par un glaucome absolu. Nous pourrions citer entre autres le père d'un grand fonctionnaire. Ce malade, âgé de 85 ans, conserve son œil unique, guéri d'une crise aiguë par l'emploi de la pilocarpine et de l'ésérine; la vision et la tension de cet œil sont normales. Parfois l'ésérine n'agit pas bien ou irrite l'œil sans profit, surtout avec la solution aqueuse. Le fait est plus rare avec la solution huileuse. Chose importante à noter et à rapprocher de l'action quelquefois mauvaise de l'ésérine: l'ésérine et la dionine, si précieuses dans la très grande majorité des cas de glaucome, peuvent faire apparaître, et pour la première fois, des phénomènes irritatifs et même de genre inflammatoire dans le glaucome chronique simple, des synéchies nombreuses sont parfois rapides. Il n'y a encore aucune explication sûre à fournir de ce fait indiscutable.

Les médicaments vaso-moteurs sans effet pupillaire ont leurs indications. Toutefois *l'adrénaline* nous a toujours paru d'effet tantôt insignifiant, tantôt et le plus souvent aggravant. La dionine, au contraire, outre une action calmante (poudre, solution à 1/20, injection sous-conjonctivale, temporale à 1/100, potion et comprimés), possède une action curative chez certains glaucomateux. Plusieurs fois l'adjonction de *poudre* de dionine avec production de chémosis intense (nous n'avons jamais obtenu d'effet marqué sans ce dernier) ont réduit tout de suite une crise aiguë que les myotiques avaient du mal à modifier seuls, ou accentué la légère détente qui suit parfois les premiers jours de la maladie. *Il semble difficile d'admettre que la dionine puisse agir sur un obstacle rétentionniste*, tandis qu'elle pourra agir sur un épanchement comme les divers modes de révulsion. Dans le glaucome *chronique simple*, nous l'avons dit plus haut, la dionine produit parfois des phénomènes irritatifs et nous ne l'avons d'ailleurs jamais vu nettement utile.

La chaleur a des effets fort irréguliers, et, alors

qu'elle fait tant de bien dans les infections, elle soulage peu les glaucomateux, le froid les calme plutôt ; les vésicatoires sont sans effet. Le bandeau aggrave : ce qui rétrécit la pupille fait bien, ce qui l'agrandit (parfois même la cocaïne) fait mal.

L'action des myotiques réside d'abord dans sa plus grande part de probabilité, dans le déplissement de l'iris, dont le rôle est si néfaste pour l'écluse de filtration dans une chambre antérieure réduite (et seulement alors). Mais, à côté de la désobstruction, il y a lieu de penser aux actions vasomotrices et toxico-nerveuses des myotiques et mydriatiques pour s'expliquer leurs effets. Ces actions physiologiques sont extrêmement controversées, les obscurités, les contradictions, les points d'interrogation se succèdent et ajoutent au vague de cette physiologie. De plus les divergences de la physiologie et de la clinique sont souvent totales et *tel agent qui abaisse expérimentalement la tension, donne un accès de glaucome chez l'homme* (1).

Dans certains yeux iridectomisés pour glaucome primitif ou secondaire et où la tension remonte, l'hypertonie se trouve parfois diminuée par les myotiques à haute dose ; il semble là qu'il y a une action sur les nerfs, les vaisseaux, les fonctions sécrétoires, car, dans certains cas, la pupille iridectomisée est *fixe*, immobile (leucome adhérent).

La dionine doit agir surtout par la révulsion et son pouvoir vaso-dilatateur puissant, peut être sur des vaiseaux contractés spasmodiquement, ou rétrécis par la sclérose. Mais elle a aussi une action nerveuse, car comme Simi et Darier, plusieurs fois nous l'avons vue calmer *définitivement* un œil resté *très dur*, preuve

---

(1) On lira avec grand profit sur toutes ces questions le grand travail de Leber sur la nutrition et la circulation de l'œil. (*Handbuch de Graefe-Saemisch*, 2ᵉ éd., liv. 52 à 58, 1903.)

que dans le glaucome même extrême, la douleur ne vient pas uniquement de l'hypertonie.

Dans le traitement général, les pédiluves révulsifs, les laxatifs, le régime lacto-végétarien, les diurétiques, semblent aider le traitement local. Les sédatifs et les narcotiques sont précieux. On sait l'effet résolutif puissant d'une nuit de sommeil sur certaines crises glaucomateuses, rapproché des bons effets du choral à haute dose (Panas). Véronal, polybromure, sulfonal, cannabis, dionine, morphine, ont leur utilité.

La congestion sudative ne nous y a point réussi. La grande saignée serait logique : mais nos anciens, si généreux de ce genre de traitement, ne nous en apportent pas des effets probants.

Les médic .tions vasculaires, *hypotensive* et *hypertensive*, sont à l'étude ; si l'hypertension artérielle existe et elle est parfois fort élevée, il semblerait logique d'agir sur ce symptôme évidemment morbide et de chercher à l'abaisser par le régime, les sédatifs, le repos, l'électrisation, les médicaments hypotenseurs rapides (nitrite d'anyle, tétranitrol, veratrum viride) ou lents. On est loin d'obtenir des résultats précis, même en cherchant seulement à la régulariser et, malgré les assertions de Zimmermann tendant à relever la tension artérielle, nous croyons que ceux qui font, même thérapeutiquement, du glaucome une simple modalité de la tension artérielle anormale, se trompent. La ponction lombaire mérite d'être essayée chez les sujets qui sembleront devoir la supporter.

Dans le glaucome chronique, on sait combien le traitement général est peu curatif. On ne refait ni des vaisseaux dégénérés, ni dse yeux sclérosés. On fait le traitement et le régime approprié à la diathèse et au mauvais état général qui sera constatable et on cherche la prophylaxie des causes occasionnelles, vitales, sociales et autres d'hypertonisation.

S'il a paru que le traitement anti-syphilitique coïncidait avec une amélioration de la tension et de la vision non obtenues par le seul traitement anti-glaucomateux chez d'anciens syphilitiques, les affinités électives du glaucome avec les diathèses et les intoxications sanguines autorisent à ne pas rejeter ces constatations encore flottantes.

Condensons ce que les résultats purement médicaux nous incitent à croire. La crise *aiguë*, lorsque pas exception elle ne conduit pas à la cure radicale, cède parfois à une médication locale. Les phénomènes de rétention ou d'hypersécrétion ne sont donc pas permanents et en tout cas la rétention n'est pas absolue. Elle est secondaire au primum movens exsudatif et les remèdes agissent en révulsionnant et soutirant les liquides anormaux qui encombrent l'œil, en les résorbant en partie, sans nier la décongestion et le déplissement irien qui favorise l'excrétion. Nous ne savons rien de bien précis sur le mode d'action vaso-motrice et nerveuse des myotiques et des mydriatiques dans le glaucome.

La question des médications hyper- et hypotensives n'est qu'à son aurore. Les traitements généraux antidiathésiques et autres n'ont qu'une action effacée et secondaire, de même que le traitement prophylactique. Mais on aurait tort de les négliger.

En somme, dans le glaucome primitif aigu ou chronique, la rétention est un grave écueil, mais l'hypersécrétion la précède pour la produire, cercle vicieux dont on ne sort pas.

Le traitement *chirurgical* est oculaire ou extra-oculaire.

Le traitement *extra-oculaire*, qu'il s'agisse de l'arrachement du nasal (prôné au début avec un enthousiasme qui, comme pour la sclérotomie, s'est bien réduit), du ganglion ophtalmique, ou de la section du sympathique cervical, la ponction lombaire à essayer, n'agit qu'indirectement. Lui aussi est un pis-aller. Le mode d'action est discutable; réflexe, suppression d'un spasme, suppression de l'excitation de vaso-dilatateur ou du vaso-constricteur, autant d'hypothèses, lueurs fragiles et partielles, de même que résultats incomplets ou passagers, montrant toutefois que l'action sur les nerfs, surtout vaso-moteurs, a un effet que les conditions nerveuses d'apparition du glaucome permettaient de prévoir. Mais la maladie est dans l'œil. Il faut un traitement oculaire, de même que pour le strabisme, l'origine en fut-elle cérébrale, on ne guérit la difformité qu'en touchant le muscle oculaire. Il y a une lésion franchement oculaire dans le glaucome et non une maladie commandée, comme télégraphiquement, par le système nerveux extra-oculaire, quels que soient les rapports, les influences évidentes, les actions nerveuses de direction et de transmission qui font de certains glaucomes comme de certains œdèmes une sorte de maladie sympathique d'une lésion viscérale éloignée.

La chirurgie antiglaucomateuse *oculaire* a successivement essayé toutes les variétés de ponction de la coque, comme forme et comme siège.

La paracentèse cornéenne désengorge, diminue l'œdème, tout en évacuant les liquides anormaux comme quantité et qualité, facilite la reprise du fonctionnement régulier, mais elle est déjà inférieure à la sclérotomie antérieure, celle-ci *surtout plusieurs fois répétée exactement sur le même point*. Mais, toute discussion réservée sur l'utilité de la sclérotomie dans le glaucome chronique, la médiocrité de la sclérotomie antérieure apparaît toute entière dans le glaucome aigu. Si l'iridectomie n'agissait que par la sclérotomie *qui en constitue un des temps*, comment guérirait-elle ce que la sclérotomie ne guérit pas? de Wecker a passé sa vie à lutter contre cette évidence.

Les incisions incomplètes de l'angle irido-cornéen, les bâtardes et les débaptisées, parmi les filles de l'iridectomie, les oulétomies, les ponctions irido-scléro cornéennes, les sclérotomies rétro-iridiennes ne participent que trop peu aux avantages complets et larges de l'iridectomie typique ou la réalisent sous un autre nom.

La ponction scléro-vitréenne, la veille opération, connue depuis les temps les plus anciens dans l'hydrophtalmie, appliquée depuis par Guérin, Pellier de Quengsy et tant d'autres, souvent attribuée à Middlemore et à Mackensie, quand ce n'est pas à Le Fort ou à Parinaud, a son utilité, car, outre son action évacuatrice immédiate elle canalise quelque peu l'œdème vitréen, mais elle ne porte pas son action vers la couronne vasculo-nerveuse ciliaire, le vrai nœud vital et morbide dans le glaucome. Faite en piqûre de sangsue, souvent répétée sur le même point (Terson père), vraie *oulétomie postérieure*, elle nous donne assez couramment des succès dans le glaucome absolu. Malgré tout, on ne saurait méconnaître dans le glaucome d'un œil *voyant* encore les dégâts qu'elle entraîne, tout en ayant un mode d'action et des résultats incertains qui n'en feront jamais qu'un pis-aller, comme toutes les fistulisations compensatrices, comme la taille hypogastrique; dans le glaucome absolu, au contraire, que de malades que l'on ponctionne périodiquement, ambulatoirement, à qui l'on fait ce que j'appelle le *cathétérisme vitréen !* Le glaucome *hémorragique* en bénéficie parfois; toutefois certains cas lui résistent. Mais avec la dionine à profusion et en poudre, parfois la ponction, que de différence avec le temps où le traitement consistait en énucléation d'emblée dans le glaucome hémorragique et combien de cas de ce genre nous avons par ces deux moyens conduit à la phase non irritative et non douloureuse du glaucome absolu!

Les ponctions trop vastes, ophtalmotomie, voire sclérectomie et trépanation, l'extraction du cristallin, que Mackensie, Rheindorf, ont prôné, exposent à tant de dangers immédiats et consécutifs qu'ils ne sauraient convenir qu'à ceux qui préféraient le risque d'une atrophie souvent douloureuse aux peines du glaucome absolu. Tout cela est médiocre, indigent et temporaire, incomplet, trop ou pas assez destructeur, voué à l'échec en règle générale.

Il faut donc en venir à chercher à comprendre, ne fût-ce que par l'infériorité et les petits avantages des opérations compensatrices, le rôle de l'iridectomie méthodique dans le glaucome pour essayer de tirer de cette opération, qui le domine tout entier sans le réduire partout complètement, quelques conclusions *pathogéniques*. C'est une raison de plus pour prendre comme type d'études le glaucome aigu, puisque c'est celui qu'elle guérit le mieux.

Les probabilités esquissées par le père de l'iridectomie anti-glaucomateuse (diminution de la surface sécrétante de l'iris, détente du tenseur choroïdien, modification de la circulation choroïdienne) sont bien vagues. L'iris n'est que pour peu de chose dans l'exsudation glaucomateuse.

Weber et d'autres ont pensé au rétablissement des deux chambres et à la reprise des relations avec la filtration normale : vérité partielle.

De Graefe n'a pensé à une filtration par la plaie que pour la rejeter. Si parfois elle existe réellement dans les fistules cystoïdes, dans les cicatrices « bouffantes » (Coppez père) ou laiteuses, nous savons qu'elle n'explique pas l'iridectomie puisque la sclérotomie ne guérit pas ce que guérit l'iridectomie.

Devons-nous rappeler les théories qui attribuent son succès à la suppression du spasme irien, à l'excision des plexus nerveux, et encore tant d'autres théories purement anatomiques, physiologiques dont nous ne reconstituerons pas le jeu de patience et qui nous ont périodiquement ébloui sans nous éclairer? La réalité est, croyons-nous, plus simple.

Nous disions en 1901 et nous répétons aujourd'hui presque sans modifications:

Pour nous, l'iris est un puissant agent d'étranglement et si le glaucome aigu guérit bien par l'iridectomie sclérale et non par les expédients sclérotomiques (qui y sont d'ailleurs contenus comme la partie dans le tout), c'est d'abord parce que, même quand on ne réalise ni la section ni l'exclusion idéales, même quand on fait ce qu'on peut et non ce qu'on veut, large ou étroite, mais périphérique, *l'iridectomie sclérotomique* est la seule opération qui détache la base de l'iris étranglé, qui rétablisse une communication entre les deux chambres et permette de nouveau l'excrétion par les voies naturelles, si l'on n'a pas attendu l'adhérence fixe. Elle met l'iris hors d'état de nuire, lui rend difficile un nouvel étranglement, l'immobilise en bonne position et décolle même la partie non opérée de l'angle irien qui refonctionne après elle. Elle décomprime l'œil et lui rend la circulation possible. Elle évacue le liquide *pathologique* rétro-irien. Mais il y a aussi un état en quelque sorte révolutionnaire à supprimer. Aussi elle draine les liquides anormaux, décongestionne et révulsionne l'iris, le corps ciliaire et dompte leur système vasculaire et nerveux par la saignée locale et l'ébranlement. En plus de son action désobstruante, elle agit donc au siège du mal. On a dit que les saignées locales abaissent la tension sanguine dans le territoire touché. Enfin le glaucome aigu étant une affection fugace et qui force à une opération précoce, l'opération réussit mieux que dans le glaucome chronique où elle ne peut refaire un œil, mais seulement retarder l'échéance, à condition de ne pas la faire dans un œil qui, délabré, ne pourra supporter ce coup de pioche et de se borner alors aux expédients sclérotomiques, aux névrotomies et au traitement général, dernières cartouches d'une thérapeutique qui bat en retraite.

L'iridectomie sclérale est la seule intervention qui réunisse en elle tous les avantages désirés, aussi guérit-elle davantage que ses succédanées ou les opérations qui sont sa monnaie, sans égaler sa valeur intrinsèque. De Graefe avait tout fait d'un coup, malgré l'usage défectueux de la lance. Frœbelius, en proposant le couteau étroit, a fait ensuite le seul progrès technique appréciable. Tous les autres opérateurs qui, après de Graefe, « se taillent des pourpoints dans son manteau de roi », ont reproduit son opération ou ajouté des modifications qu'un fort recul nous est nécessaire pour juger à leur valeur. Plus on étudiera l'opération de Graefe, qui sans doute a été au début une *tentative* dans un mal terrible où elle n'avait pas encore été essayée, plus on y remarquera l'empreinte du génie, car on apercevra qu'à côté de l'essai empirique, tout est raisonné dans cette iridectomie spéciale, faite sur le terrain scléral, soigneusement détaillée dans le texte de 1858, et qui ne ressemble pas à l'iridectomie banale.

La cicatrice filtrante ou surtout cystoïde, n'est ni nécessaire ni enviable pour guérir un glaucome régulier. Qu'on cherche, dans les cas où l'iridectomie, même bien périphérique, est d'un effet passager, parce que la cause et la lésion sont chroniques, à joindre (Lagrange) l'excision sclérale, pour réaliser en face de l'iridectomie sclérotomique de Graefe, l'iridectomie *sclérectomique*, rien de mieux, surtout si on réussit dans le glaucome chronique irritatif, où l'œil dur est si congestionné, si douloureux, au lieu de la réserver au glaucome chronique simple où l'on est étonné de ne pas voir surgir à sa suite les déboires qui accompagnent parfois la plus simple iridectomie. On fistulisera ces yeux, mais cela ne prouve pas que l'iridectomie agisse ainsi dans les cas ordinaires et de plus nous avons plusieurs fois vu des yeux *hypertones avec des cicatrices cystoïdes*, alors que parfois et sur le même malade l'autre œil classiquement opéré était revenu à la tension normale avec cicatrice régulière.

Une des preuves que l'iridectomie n'agit pas simplement par action sur les plexus nerveux, est son utilité dans les cas où la chambre antérieure est profonde et aussi dans le glaucome absolu ou seulement ancien. Elle n'agit pas quand l'excrétion est *totalement libre* et n'agit pas non plus quand l'excrétion est *totalement empêchée* par une soudure trop complète pour être libérée. De plus, quoi qu'on en ait dit, large ou étroite, mais *périphérique* et à plaie sclérale, elle agit souvent définitivement et les quelques cas où une iridectomie mal faite a guéri par hasard une affection de nature passagère comme le glaucome aigu ne feront pas changer d'avis l'observateur impartial. Nous croyons avec de Wecker que si quelques glaucomes récidivent ultérieurement après une iridectomie irrégulière, qu'on a été jusqu'à recommander, c'est justement parce qu'elle a été mal faite et que l'angle de filtration n'a été que partiellement désencombré.

Rochon-Duvignaud croit avec juste raison, après examen de nombre d'yeux iridectomisés avec insuccès, *d'où énucléation*, que la soudure n'a pas été atteinte, vue la situation beaucoup trop antérieure de l'incision sclérocornéenne, et ajoute que, faite par des opérateurs différents, la faute est donc généralement commise. Nous le croyons sans peine à condition que cette assertion ne s'applique en règle générale qu'aux sujets *chez lesquels l'opération a échoué*. Treacher Collins (*Oph. Hos. Rep.*, XIII, 1890) a fait des constatations analogues puisqu'il n'a trouvé l'angle libre que deux fois sur vingt yeux ; ceci ne peut également être interprété selon la raison que si l'on se rappelle qu'il s'agit *d'insuccès* et que ces insuccès, découlant très probablement de cette faute, en portent le stigmate. Si l'on pouvait étudier par comparaison 20 yeux guéris, ne trouverait-on pas une majorité d'angles irido-cornéens suffisamment libérés ?

V

Le glaucome et l'ophtalmomalacie

Une étude qui ne saurait être dissociée de celle du glaucome, mais qui ne sera qu'indiquée ici, est celle de *son contraire, l'ophtalmomalacie.* Sans doute, après une longue période, le glaucome typique, abandonné à lui-même ou incurable, se termine par désorganisation, sclérose totale des vaisseaux et suppression relative des apports et échanges nutritifs, parfois décollement rétinien, sans parler des cas réduits brusquement à l'état de moignon par l'hémorragie expulsive avec ou sans grave ulcértaion cornéenne, par un état d'hypertonie avec atrophie progressive. Mais l'ophtalmomalacie essentielle, celle qui apparaît brusquement dans certains yeux jusque là de tension normale, *crise d'hypotonie se produisant* comme la crise d'hypertonie, mérite d'être comparée à l'attaque de glaucome primitif pour rechercher quels peuvent être les éléments qui rapidement diminuent la tension d'un œil, en comparaison avec ceux qui l'élèvent non moins vite.

Le *syndrome ophtalmomalacique* comporte l'explication du syndrome glaucomateux et réciproquement.

L'ophtalmomalacie essentielle, décrite par de Graefe, puis par une série d'auteurs, a été exposée, récemment, dans la thèse de Ferraëz (1), inspirée par nous et qui contient une observation inédite que la

(1) FERRAËZ. Thèse de Paris, 1897.

suite compléta plus tard d'une manière inattendue. Il s'agissait d'une crise subite d'ophtalmomalacie ayant duré quelques jours, un certain temps après une iridectomie faite sur l'œil atteint de cataracte congénitale et de lésions choriorétiniennes hérédosyphilitiques. Cette crise d'hypotonie douloureuse, où l'œil n'avait plus de consistance et se laissait déprimer en cupule, ne dura que quelques jours; la tension de l'œil redevint normale et la vision reparut avec cessation des phénomènes douloureux. Dans les années qui suivirent, et malgré l'iridectomie faite uniquement dans un but optique, cet œil passa d'un extrême à l'autre et fut atteint d'hypertonie. Un état glaucomateux s'établit sur ce terrain si mouvant.

Si l'on recherche brièvement les causes et la nature probable de l'ophtalmomalacie essentielle, *paroxystique* ou durable (à ne pas confondre avec la banale atrophie hypotonique, phtisie essentielle de l'œil), à la suite de traumatismes, de chocs nerveux, de troubles menstruels, de maladies générales typhiques et fois sur des yeux altérés ou chroniquement malades, l'ophtalmomalacie essentielle s'accompagne de quelques-uns des symptômes caractéristiques de la paralysie du sympathique cervical. L'énophtalmie, la légère ptose, le myosis, existent, mais l'hypotonie est infiniment plus forte que dans la paralysie sympathique banale; l'œil rouge est parfois ratatiné et plissé. Les mydriatiques, les applications chaudes, les toniques excitants font du bien ici, alors qu'ils font du mal dans le glaucome.

Il semble donc qu'il y ait une crise *d'anurie* de l'œil, une suppression brusque des apports liquides ou du système d'échanges qui assure l'équilibre normal. D'autre part, s'il s'agit non d'une excitation d'un groupe de nerfs, d'un trouble paralytique ou spasmodique, éternel problème de la paralysie des vasodilatateurs ou des vasoconstricteurs ou de leur excitation ou de leur spasme ou de leur inhibition, on se demande alors pourquoi non seulement la paralysie du sympathique cervical, mais encore sa section totale, ne donnent pas la *crise ophtalmomalacique intense*, si supérieure à la légère hypotonie qu'entraîne cette section ou la paralysie cliniquement constatée. Dans un excellent mémoire (1). Lor s'est posé ces questions à propos d'un cas d'ophtalmomalacie essentielle.

La tension intraoculaire est aussi fonction de la pression sanguine (elle était sensiblement normale chez notre malade), mais nous rappelons que pour bien des motifs (et l'étude de l'ophtalmomalacie en fournit encore), nous connaissans mal le mécanisme, certainement plus compliqué que certains ne le pensent, par lequel la tension sanguine et ses variations agissent sur le tonus oculaire.

Aussi bien que pour la crise hypertonisante, nous ne pouvons encore conclure pour la crise hypotonisante, à un mécanisme ferme, quoique la plupart des symptômes, et certains détails anatomopathologiques, cliniques et étiologiques fassent penser à un trouble vasomoteur, où le sympathique cervical doit jouer le principal, mais non unique rôle. Presque tout est encore à faire sur cette question qui devra cependant être étudiée *parallèlement* au glaucome, car ces deux états opposés pourront être éclairés l'un par l'autre.

VI

Synthèse générale

Après avoir interrogé le glaucome et le glaucomateux, nous devons maintenant reprendre le problème et conclure.

---

(1) L. Lor. Un cas d'ophtalmomalacie essentielle. (Soc. belge d'ophtalmologie, avril 1902, et *Annales d'Oculistique*, 1902.)

GLAUCOME PRIMITIF

I. Glaucome aigu.

Il nous semble impossible de l'expliquer par une hypoexcrétion primitive, par une rétention aiguë pure et simple. Grossièrement les faits pourraient avoir une analogie avec une rétention brusque d'urine avec hypertonie vésicale. Dans l'œil nous sommes obligés d'admettre une hypersécrétion qui double et fixe l'hypertonie, celle-ci engendrant ensuite une foule de désordres. Nous ne voyons aucune raison valable pour admettre dans un œil primitivement sain une oblitération primitive de l'excrétion. Qu'elle soit plus facile à produire dans un œil hypermétrope à microphtalmie relative, rien que de logique. Les partisans les plus décidés des théories rétentionnistes, avouent que sur des yeux dont la filtration est très réduite (fait à démontrer), la moindre irritation, la « moindre congestion » (sur laquelle ils passent rapidement), amèneront la poussée aiguë. Contre tout cela se dresse l'objection que, dans un glaucome foudroyant, cette congestion est extrême, presque subite, avec hypertonie considérable, et que c'est elle qui prime tout et qu'il s'agit d'expliquer. De plus, il existe certains glaucomes où l'examen histologique n'a pu constater la moindre entrave apparente à la filtration : ceci doit obliger à de grandes réserves.

L'exsudation du glaucome aigu et son processus *ne sont pas de nature inflammatoire*. Les exsudations des maladies infectieuses, hypotonisantes d'ailleurs, puisqu'un œil iritique est ordinairement mou, sont de nature séro-fibrineuse et franchement inflammatoire. Rappelons que les organes émonctoires fortement infectés n'ont qu'une émission très diminuée. Les *néphrites infectieuses ne donnent pas de polyu-*

rie: l'urine rendue est en quantité plutôt inférieure à la normale.

Dans le glaucome aigu, je pensais et j'écrivais en 1901 (1) que le liquide exsudé était très probablement séroalbumineux, comme les liquides des œdèmes aigus non inflammatoires. Pour Uribe Troncoso (2), « la difficulté de la filtration que produirait l'accumulation de ces matières albuminoïdes et colloïdes, est le *principe* de tout le cycle qui aboutit au glaucome. Dans le glaucome aigu, la rétention des liquides intraoculaires produirait la stase veineuse et l'œdème du corps vitré. Consécutivement, le refoulement de l'iris contre la cornée, d'abord mécanique et passager pendant le temps que dure le passage de l'albumine à travers les vaisseaux ciliaires, devient permanent et arrive à la soudure lorsque le corps vitré, troublé dans sa nutrition, ne recouvre plus son volume primitif dans l'intervalle des attaques. »

Les raisons qui provoquent ce passage de l'albumine dans les vaisseaux ciliaires, les motifs de cette poussée devront être tout d'abord élucidées. Sinon cette théorie a le défaut commun à toutes les théories rétentionnistes. Il nous est de plus difficile d'admettre que l'hypertonie soit constituée par la difficulté de filtration des liquides albumineux. Outre que les brightiques, si faciles aux excrétions albumineuses, sont rarement glaucomateux, nous n'arrivons pas à comprendre comment un myotique pourrait, parfois en quelques heures, supprimer un accès aigu, et si c'est en agissant par le déplissement de l'iris, comment favorise-t-il l'excrétion de l'albumine ? Comment cette albumine passe-t-elle mieux au dehors après le myo-

---

(1) A. Terson Sur la nature du glaucome aigu. (*Annales d'Oculistique*, 1901.)

(2) Uribe Troncoso. Recherches sur la filtration, etc. (*Annales d'Oculistique*, 1905.)

tique alors qu'il remet les voies de filtration *dans leur état antérieur où elle ne passait pas?* Comment et en quoi l'iridectomie modifie-t-elle cette surproduction d'albumine et a-t-elle une action explicable, si on admet cette hypothèse, non comme accessoire mais comme *principe et origine* du cycle glaucomateux et d'ailleurs il faudrait donner les motifs de son apparition et de sa persistance.

Quoiqu'il en soit, le liquide exsudé dans l'œil (et dont une partie s'accumule derrière l'iris, d'où il s'échappe dans bien des cas sous forme d'un flot jaunâtre seulement lorsqu'on tire sur l'iris avec la pince à griffes) devra être désormais examiné quantitativement et qualitativement par les procédés multipliés applicables aux liquides pathologiques. Est-il toxique, le devient-il (Panas et Rochon-Duvigneaud) par stagnation, osmonocivité, absorption de produits de dégénérescence et de dénutrition cellulaires? Quels éléments figurés (cytologie) contient-il, quelles sont ses propriétés chimiques et physiques, quels sont ses rapports avec les liquides des divers œdèmes? Autant de questions effleurées que l'avenir doit envisager, car toutes les modalités de cette exsudation anormale seront instructives à comparer.

Frappé de l'insuffisance des théories mécaniques et des lacunes des théories de névrose sécrétoire d'origine inconnue, ayant pris le glaucome aigu comme type d'étude, nous envisagerons maintenant dans quelle catégorie de processus l'étude comparée de la pathologie générale et de la pathologie oculaire nous amène à le ranger.

Le glaucome aigu et les œdèmes aigus

Déjà, dans notre note préalable de 1901, nous avons attiré l'attention sur l'analogie du glaucome aigu et des *œdèmes aigus,* processus *non inflammatoires,* à abondante exsudation séro-albumineuse, épanchements tantôt foudroyants, tantôt à poussées récidivantes d'importance variable. Du côté de l'œil, les paupières, la conjonctive en sont parfois le siège. Ces œdèmes aigus ont été dans ces dernières années l'objet d'études qui ont même abouti à leur *reproduction expérimentale*.

Examinons en quelques exemples.

« Au niveau du *poumon*, l'œdème aigu est *un syndrome morbide* ayant son individualité propre et constitué par une brusque suffusion de sérosité dans l'intérieur des alvéoles ainsi que dans le tissu interstitiel qui les enveloppe. Sa soudaineté et sa gravité immédiate ont fait donner à ce syndrome le nom *d'apoplexie séreuse* du poumon. A ces caractères essentiels, il faut joindre l'orogine nettement *fluxionnaire* des phénomènes, nature qui sépare encore irrévocablement cet œdème pulmonaire chronique, et pourtant cet état de congestion intense est *absolument indépendant de tout processus inflammatoire*, car les recherches de J. Renaut et de Van Basch ont démontré que la sérosité épanchée ne contient aucune trace de fibrine » (J. Teissier). Nous ne pouvons entrer dans une étude clinique et étiologique de cette affection, « maladie spéciale, indépendante au fond du mal de Bright, mais qui ne semble pas l'être des lésions artérielles ou tout au moins du système nerveux moteur artériel » (J. Renaut). Si cette affection est mentionnée déjà par Laënnec et Andral, les travaux récents de Huchard, Renaut, J. Teissier, entre autres, méritent une fructueuse lecture (1). Ecoutons Renaut décrivant l'anatomie pathologique de l'œdème aigu du poumon. « La lésion consiste en une énorme inondation des alvéoles pulmonaires. Un coup de conges-

(1) Voir à ce sujet le rapport de J. Teissier au Congrès de médecine de 1900.

tion diapédétique s'est produit de telle sorte que tous les alvéoles sont remplis et distendus par un liquide *albumineux*, totalement dépourvu de fibrine, tout comme celui d'une papule ortiée. Dans ce liquide prennent place d'innombrables globules blancs, presque sans mélange de globules rouges. Les capillaires et artères sont aplaits par la compression de ce liquide ayant distendu les alvéoles d'un seul coup avec une abondance et une violence extraordinaires. Les grosses veines sont distendues et gorgées de globules rouges. Certaines veinules ont éclaté. » A ces phases de l'œdème aigu, invasion, séjour en pays conquis, souffrance et mort de l'élément noble et de la fonction si la stagnation persiste, correspondent pour toutes les variétés de l'œdème aigu, ce caractère subit, la possibilité d'une résolution rapide, le peu d'élévation de la température, l'absence d'altération grave de l'état général, si l'on peut arriver à dissiper l'œdème, l'influence fréquente de l'hérédité, la fréquence aussi de l'artériosclérose et de l'hypertension artérielle, le rôle du terrain neuroarthritque et de certaines intoxications, les causes occasionnelles agissant presque toujours sur le système nerveux et donnant comme clef à tout le processus un vaste trouble vaso-moteur.

La maladie de Quincke, œdème aigu circonscrit de la peau, maladie souvent familiale et héréditaire, l'œdème aigu du larynx, certains œdèmes des muqueuses sont encore des exemples de tout intérêt, mais nous devons faire une place à part à *l'urticaire* dans ses variétés aigues ou chroniques, et dont les lésions histologiques sont si fugaces que l'examen histologique le plus compétent n'arrive pas à les mettre en évidence (J. Darier). On sait que la lésion de l'urticaire « congestion œdémateuse aiguë et paroxystique du derme, etc., de l'hypoderme de la peau et des muqueuses, se produit sous l'influence d'un trouble de l'innervation vasomotrice qui relève d'une prédisposition innée ou acquise et de trois ordres de causes : les intoxications, les irritations réflexes, les ébranlements nerveux et émotionnels » (P. Merklen). Il y a même des variétés d'urticaire *hémoragique*.

L'urticaire œdémateuse géante. (œdème aigu circonscrit) est plus encore que que l'urticaire commune, familiale et hérédinaire. L'œdème est « ferme » élastique, se laissant rarement déprimer en godet, allant du rose au rouge ecchymotique (globules rouges abondants), œdème chaud avec élévation de température *locale* et dilatation des veines ». Les synoviales et articulations sont parfois atteintes d'*hydarthrose intermittente*.

Les troubles *digestifs* avec crise gastrique et vomissements, existent souvent. Que l'on se rappelle l'état gastrique et les vomissements dans certains cas de glaucome aigu ! les urines sont diminuées et chargées de déchets (indican, skatol, tyrosine) ; il y a parfois des localisations ou des troubles aigus cardiaques, pulmonaires, médullaires, etc.

Les accès se répètent souvent sur une *même région* de prédilection. « C'est une des particularités de l'urticaire œdémateuse de se reproduire toujours à la même place. » P. Merklen (1) ajoute encore : « L'urticaire dépend d'une impressionnabilité innée ou acquise des centres vasomoteurs. C'est un des modes réactifs de l'hyperesthésie et de *l'hyperréflectivité* qui sont un attribut caractéristique du neuro-arthritisme. Elle survient chez des sujets à système sympathique instable.... cette hyperexcitabilité peut être mise en éveil par toutes les excitations nerveuses possibles sur un terrain prédisposé, surmené et intoxiqué. » Il existe véritablement une *tension ortiée* (E. Besnier), éréthisme angionerveux, où les causes les plus banales aboutissent à l'urticaire et à ses récidives. Tout

(1) P. Merklen. *La pratique dermatologique*, t. IV, art. Urticaire.

l'ensemble des causes déterminantes et occasionnelles constitue la *sommation urticarienne* (L. Jaquet). Certes tout ce que nous avons dit de l'étiologie du glaucome prouve bien qu'il existe une sommation *glaucomateuse* tout à fait comparable.

Certains *érythèmes*, en particulier l'érythème polymorphe, si curieux d'ailleurs en ses éruptions conjonctivales, ont plus d'une analogie avec les glaucomes. Tito Manlio a publié une très remarquable observation (1), dont on retrouvera la traduction dans la thèse de B. Beaudonnet (2), inspirée par nous. Chez une femme de 51 ans, rhumatisante et atteinte de coliques hépatiques, les attaques d'érythème noueux ont été suivies de *glaucome aigu* successivement sur chaque œil, et guéri par l'iridectomie.

II. Glaucome chronique

Dans le glaucome chronique, où une poussée *aiguë* ou *subaiguë* irritative est toujours possible, quelle idée pouvons-nous nous faire de ses origines ? Dans la majorité des cas, l'artériosclérose, l'hypertension artérielle, l'imperméabilité rénale, des troubles osmotiques, des états d'intoxication chronique, une foule de conditions diathésiques et sociales, un système nerveux à équilibre instable, fixent ou créent une prédisposition, soit par un défaut d'élimination naturelle, soit par des troubles vaso-moteurs, aux exsudations aiguës ou chroniques dans l'intérieur des tissus. Si l'on envisage le glaucome chronique comme un œdème intraoculaire chronique, on s'apercevra qu'une partie des théories émises antérieurement conserve un

---

(1) Tito Manlio. *Giornale internat. del Sc. med.*, 15 novembre 1891.

(2) B. Beaudonnet. Les manifestations oculaires de l'érythème polymorphe. (Thèse de Paris, 1894.)

accent de vérité. Prenons par exmple un état comparable, l'œdème brightique. Même au cours d'une affection aussi générale d'emblée, l'œdème brightique est presque toujours *unilatéral* d'abord, puis bilatéral : il reste souvent localisé, sans qu'on puisse bien en montrer le motif. Que d'affections oculaires d'origine générale [syphilis, diabète, etc.] qui sont aussi d'emblée unilatérales !

Séméril a établi (1) qu'il faut, même sur ce terrain, accuser le système nerveux. Il rappelle les expériences de Ranvier sur la production de l'œdème et la nécessité de faire intervenir des lésions des nerfs et non seulement la ligature des veines. Pour Roger et Josué, la ligature des veines auriculaires d'un lapin ne donne pas d'œdème, pas plus que la section simultanée des nerfs sensitifs, mais l'extirpation du ganglion cervical supérieur du sympathique donne un œdème qui dure deux ou trois heures. Potain (anasarque d'origine *nerveuse*) a insisté sur ces questions et dans des cas analogues, on trouve le plexus nerveux rénal lésé histologiquement (Klippel).

Quant à l'exsudation intraoculaire peu abondante, mais continue, creusant l'œil sourdement, elle résulterait ainsi surtout de mécanismes analogues à ceux *des œdèmes* et de *la polyurie* dans les cas précédents pris comme types, quoique cette pathogénie ne soit pas forcément identique et aille en s'atténuant ou même en se différenciant dans les cas où les altérations de l'état général sont très atténuées ou d'un autre ordre que celui de l'artériosclérose. Dans un certain nombre il semble possible d'admettre avec Panas et Rochon-Duvigneaud que l'artériosclérose rétinienne peut être primitive, et que, comme l'a pensé Cantonnet, des troubles osmotiques, qui n'excluent pas les

---

(1) SÉMÉRIL. Le rôle du plexus rénal dans dans les œdèmes d'origine brigtique. (Thèse de Paris, 1901.)

troubles *nerveux, vasculaires* et *toxiques* de déséquilibre, tiennent sous leur dépendance l'augmentation de volume, l'œdème du corps vitré sans lequel il semble bien difficile d'expliquer l'aplatissement de la chambre antérieure et la durée, après l'irridectomie, de certains yeux qui restent durs après évacuation totale de l'humeur aqueuse. Toutes les causes provocatrices ou aggravantes, déjà entrevues pour le glaucome aigu, orage exsudatif passager, se retrouvent ici à l'état minuscule, mais permanent. Dans l'urticaire chronique, on admet que la maladie « est liée à une altération fonctionnelle persistante, survenant presque tous les jours, spontanément ou par les causes provocatrices les plus banales, *celles qu'on ne saurait ni remarquer ni apprécier* ».

Dans les cas chroniques d'ailleurs, l'hypertonie brusque relèvera *de la même pathogénie* que nous avons invoquée pour le glaucome aigu ou *de la rétention devenue finalement totale*. Si l'on envisage le glaucome *aigu* comme un *œdème aigu* d'ordre vasomoteur, réflexe ou toxique où l'élément nerveux agit au maximum sur des vaisseaux encore relativement sains, les autres variétés pourront être des *œdèmes congestifs atténués* (glaucome subaigu irritatif) ou de simples *œdèmes chroniques non congestifs* (glaucome chronique simple) passant par les phases de tout œdème, « transsudative, diapédétique, hématique et scléreuse », pour aboutir à la destruction fonctionnelle de l'organe.

Dans le *glaucome hémorragique*, la constatation d'une artériosclérose oculaire, cérébrale et générale, ne serait contestée que par ignorance des faits histologiques. *Toutes les causes* de la poussée glaucomateuse, lorsqu'elles se produisent sur ce terrain, aboutissent au maximum de destruction et d'exsudation vasculaire et l'on sait que toute détente opératoire large par l'iridectomie aboutirait le plus souvent à une *hémorragie expulsive* immédiate. C'est le glaucome avec lésions *organiques* maximales tandis que le glaucome aigu était celui où il y en avait le moins et où la cure par l'iridectomie, étant donné le caractère passager du mal, a le plus de chances d'être radicale. Les membres de la famille glaucomateuse ont des traits communs ; toutefois, aux deux extrémités, de fortes différences s'accusent.

Mais nous croyons fermement que dans le glaucome à évolution chronique, on doit tenir le plus grand compte de l'*oblitération progressive de l'angle excrétoire iridocornéen*. Nous la croyons secondaire, tout comme les premiers qui l'ont signalée (Donders, H. Müller), n'arrivant pas à comprendre comment (sauf dans le glaucome dit secondaire) elle pourrait être primitive. Avec Panas et Rochon-Duvigneaud, nous admettrons que « l'entraînement progressif de la base irienne par un courant liquide est la seule hypothèse qui ne soulève pas des objections insurmontables ». C'est lorsque les voies excrétoires seront enfin très réduites, que la poussée hypersécrétoire arriverait alors à provoquer la rétention absolue. Nous croyons que la soudure presque totale ou totale, est alors pour beaucoup dans l'incurabilité du glaucome chronique, unie à la persistance des causes d'hypersécrétions et de déchéance organique que l'étude étiologique nous montre au plus haut point permanentes et accentuées dans les variétés chroniques de glaucome où pour guérir il faudrait changer l'œil et le malade. Nous croyons comme eux, et nous n'avons jamais eu que cette opinion, que l'iridectomie est vouée à l'insuccès dans le glaucome chronique si on ne la fait pas *avant la soudure* inébranlable qu'elle ne supprimera pas ou dont elle ne supprimerait qu'une infime étendue, sans parler de la difficulté que l'œil désorganisé, achevé par les conséquences sclérosantes de l'hypertonie, trouverait à supporter cette opération devenue trop importante pour lui. De même, l'action *principale* des myotiques doit être cherchée dans leur opposition la formation de la soudure.

Enfin, dans l'amaurose avec excavation identique à celle du glaucome simple, mais avec hypertension imperceptible, nous voyons un genre d'excavation que sa forme, sans équivalence dans aucune autre forme d'atrophie du nerf optique, nous conduit quand même à attribuer à la pression intraoculaire, sans que nous puissions savoir pourquoi elle ne se produit pas dans d'autres scléroses du nerf optique.

Mécanisme de l'hypersécrétion

Il y a lieu de se demander si l'hypersécrétion non inflammatoire, qui constitue très probablement le phénomène primordial dans le glaucome, est limitée à certaines régions intraoculaires. Les régions spécialisées, telles que le corps ciliaire, si elles n'ont pas les glandes qu'y trouvaient Brisseau et Méry, ont des villosités, un épithélium spécial, un appareil quasi-glomérulaire qui doivent jouer un plus grand rôle dans l'hypersécrétion et l'émission, non seulement de l'humeur aqueuse, mais encore des liquides qui imbibent le corps vitré (Leber), pouvant laisser échapper des liquides quantitativement et qualitativement anormaux, irritants ou même toxiques. Mais il nous semble à la rigueur possible que le processus glaucomateux aigu ou chronique puisse s'étendre à tout l'appareil vasculo-nerveux de l'œil et qu'il s'agisse parfois, sans jeu de mots, d'un œdème véritablement global, comme dans les autres œdèmes viscéraux aigus ou chroniques qui peuvent saisir partie ou totalité de l'organe atteint.

Quant au *mécanisme le plus intime de l'hypersécrétion*, il ne provoquera encore que des hypothèses et des comparaisons pathogéniques. Dans le glaucome *aigu*, nous le croyons assimilable, comme pour le poumon, « à un coup de congestion diapédétique avec traussudation, comparable à celle qui accompagne la mise en jeu d'une glande obéissant au commandement des nerfs moteurs glandulaires. C'est une *transsudation* élective qui s'opère, non pas une inondation plasmatique entraînant du sang comme dans la pneumonie lobaire (nous ajouterons les infections exsudatives et fibrino-plastiques de l'œil). Ce sont là les caractères mêmes des poussées congestives intenses commandées par les nerfs moteurs vasculaires vaso-dilatateurs actifs » (J. Renaut). En face de cette vasodilatation active d'ensemble, y a-t-il possibilité d'un *spasme* des artérioles et des capillaires et œdèmes veineux avec exsudation due à l'arrêt circulatoire, comme Potain y a pensé pour certains œdèmes? Allons plus loin : peut-on admettre les deux mécanismes?

Dans une thèse très documentée (1), Crépin s'exprime ainsi : «Les œdèmes neuro-arthritiques sont des œdèmes névropathiques. Brown-Séquard, Ranvier ont expérimentalement démontré qu'il y avait des œdèmes dus à la *paralysie des vaso-constricteurs* ou à l'*excitation des vaso-dilatateurs*. Ce n'est pas la stase sanguine qui produit l'œdème névropathique, puisque cet œdème peut être reproduit en activant la circulation. Cet œdème est le résultat d'une hypertension dans les artérioles et les capillaires, due *tantôt* à une paralysie des vaso-constricteurs, *tantôt* à une excitation des vaso-dilatateurs. Chaque fois que l'activité vaso-motrice d'un rameau nerveux sera modifiée, que cette activité soit *anéantie* et *surexcitée*, l'œdème pourra survenir et sa durée sera en rapport

---

(1) Crépin. Les œdèmes neuro-arthritiques. (Thèse de Paris 1903.)

avec la persistance de la cause. Qu'ils soient par vaso-dilatation ou par vaso-constriction, les œdèmes arthritiques sont le résultat de troubles vaso-moteurs et résultent d'une véritable folie vasculaire (Peter), par excitation ou dépression.

Dans l'*urticaire*, la papule, type de l'œdème aigu circonscrit de la peau, est le siège d'une atonie des artérioles et d'une congestion œdémateuse consécutive d'ordre paralytique. Il y a paralysie vaso-motrice réflexe. A la pâleur due à la constriction des artérioles succède la rougeur hyperémique due à leur dilatation, puis la saillie due à l'œdème exsudé. Il y a afflux exagéré de sang dans les capillaires brusquement distendues, leurs parois ne cèdent pas sous l'excès de pression et se laissent traverser par la sérosité.

Masius pense que l'hypérémie simple ne peut donner l'œdème qui nécessiterait des lésions des capillaires augmentant leur perméabilité. On ne sait s'il s'agit d'un phénomène purement physique ou s'il y a des altérations préalables de l'endothélium des capillaires, d'ordre trophonévrotique, si l'élément nerveux est seul en cause, s'il est toxique dans certains cas où les toxines viendraient même agir sur les parois vasculaires.

En somme, quoique plus exceptionnelle, l'action directe d'un agent toxique sur les vaisseaux pourrait se produire à côté des troubles vaso-moteurs d'origine neuro-vasculaire.

La physiologie semble indiquer que la vaso-dilatation est plus marquée quand il y a excitation des vaso-dilatateurs que lorsqu'il y a paralysie des vaso-constricteurs. Mais, en fait de tension intraoculaire, vaso-dilatation n'est pas synonyme d'hypertonie.

Les excitations sensitives, sensorielles, générales, psychiques même, l'action chimique possible de certains poisons produits brusquement ou s'éliminant mal, de toxines bactériennes parfois vaso-constrictrices, mais surtout éminemment vaso-dilatatrices (Charrin, Gley, Arloing), tout cela doit entrer en jeu dans le glaucome comme dans l'urticaire. Dans bien des cas d'urticaire, une intoxication exogène, la possibilité d'un poison autogène dû à un trouble de fonction gastro-intestinale, l'irritation réflexe de la surface digestive stomacale, tout cela se combine et là, pas plus que dans le glaucome, ce n'est pas le microbe qui agit en personne, ce sont ou ses toxines ou des poisons divers, avec ou sans action sur le système vaso-moteur, les points émonctoires glandulaires ou pseudo-glandulaires, quand il ne s'agit pas d'un réflexe nerveux.

En ce qui concerne l'action probable du sympathique dans le processus glaucomateux, l'œil sain ou pathologique, l'excitation, en bloc, du sympathique cervical tend à hypertoniser l'œil, sa section ou sa paralysie à l'hypertoniser. La clinique, la physiologie et la chirurgie paraissent d'accord à ce sujet. Quant à savoir comment l'excitation du sympathique (et de quelle partie du sympathique) agit, on se heurte à des contradictions incomplètement aplanies. Nous ne voulons pas entrer ici, aussi bien pour le glaucome que pour l'ophtalmomalacie, dans les éternelles discussions sur le rôle vaso-constricteur ou vaso-dilatateur du sympathique : c'est affaire aux physiologistes et la question se complique surtout si le sympathique est pourvu d'éléments constricteurs et dilatateurs. Le fait évident que les troubles vaso-moteurs, non inflammatoires, constituent l'élément principal dans la genèse du glaucome aigu, doivent faire admettre qu'il y a une part de vrai dans les théories sympathiques du glaucome. Mais lorsque, pour Tavignot, Donders, Abadie, le glaucome est une névrose ou une excitation secrétoire, attribuée par les uns au trijumeau, par les autres plus vraisemblablement au sympathique, il faut nous dire d'où vient cette excitation qui tombe du ciel, quelle est sa raison d'être? Le sympathique est-il malade ou ne fait-il que transmettre des troubles fonctionnels? Quels sont les rapports possibles des altérations fonctionnelles ou organiques du sympathique avec les autres troubles généraux et locaux prédisposants relevés chez le glaucomateux et avec les causes occasionnelles du glaucome? En aucun cas, le rôle possible du sympathique ne peut être dissocié des autres éléments pathogéniques, ou, sans cela, reste invoqué comme une simple théorie physiologique sans relation pathologique sérieuse et qu'infirme la réapparition du glaucome et même du glaucome aigu, chez certains sujets où la suppression du sympathique avait entraîné une hypotonie passagère.

Peut-être la physiologie expérimentale arrivera-t-elle (si de nouvelles expériences sur le sympathique, modifiées comme nous le verrons plus loin, produisent un glaucome vrai au lieu de légères modifications du tonus oculaire) à donner sa part au sympathique dans la pathogénie *complexe* du glaucome.

Si l'on réfléchit à tout ce que nous avons dit de l'étiologie du glaucome aigu et chronique, on retrouvera les éléments toxiques, vasculaires, névropathiques dans le glaucome comme dans les œdèmes aigus, subaigus et chroniques, les causes occasionnelles analogues dans les diverses formes, le terrain souvent préparé par une intoxication, une sclérose vasculaire, une hypertension artérielle, un système nerveux déséquilibré, enfin un œil hypermétrope, avec sa microphtalmie relative et sa fatigue, son surmenage permanents. On a l'œdème aigu avec ces diverses conditions et surtout « un système nerveux vivant sous un régime d'intoxication et susceptible de ce chef d'exercer des actions vaso-motrices aberrantes, parce qu'il ne vit plus et ne se nourrit plus normalement et qu'il reçoit, par contre, à chaque instant, des incitations anormales de la part des toxines retenues dans le sang et dans les tissus et qui le sollicitent, à des poussées diapédétiques vers les *points faibles* de son organisme » (Renaut). Ici, l'œil est le point faible, mais on se rappellera que l'intoxication n'est pas tout et que bien d'autres causes occasionnelles agissent, prépondérantes et surtout nerveuses dans le glaucome aigu, minuscules et chroniques, voulant être recherchées, dans les variétés chroniques, où le terrain prime la cause occasionnelle. La *condition individuelle* (E. Besnier) jointe à la condition familiale et héréditaire, fait le reste. C'est la réaction personnelle, glaucomateuse, sur un œil *prédisposé*.

Le glaucome absolu est presque toujours caractérisé par la *soudure généralisée* à tout l'angle iridocornéen, facteur définitif et *absolu* de rétention.

En ce qui concerne le *glaucome buphtalmique infantile*, dont l'origine est encore plus obscure que celle du glaucome de l'adulte, ce que nous en avons dit plus haut (Voy. page 14) résume trop brièvement ce qui nous semble actuellement la plus admissible hypothèse.

GLAUCOME SECONDAIRE

L'étude du glaucome secondaire ne pourra ici nous arrêter d'une façon prolongée. Les formes d'hypertonie consécutives à une lésion oculaire, si bien étudiées déjà par de Graefe, ont été l'objet, vu la fréquence du matériel, d'examens histologiques aussi nombreux que ceux du glaucome primitif à une période précoce ont été rares. Comme presque tous les auteurs, et en dernier lieu Panas et Rochon-Duvigneaud, l'ont montré, dans l'immense majorité des glaucomes secondaires, on trouve la soudure irido-cornéenne précoce, vu la fréquence du glaucome secondaire par lésions traumatiques ou ulcéreuses de la cornée et du limbe.

Toutefois, quelques disparates doivent forcément se trouver dans la foule des glaucomes secondaires dus aux causes les plus diverses. Si la cause évidente de l'hypertonie par rétention apparaît au maximum dans l'iris *en tomate* avec occlusion et séclusion pupillaire compliquées d'adhérence irido-cornéenne bien visible au simple examen clinique, s'il en est de même dans le staphylome cornéen totalement tapissé par l'iris, la rétention n'est plus si évidente quand une forte hypertonie se produit à la suite d'une violente contusion du globe de l'œil et il est très possible que des troubles congestifs et œdémateux avec exsudation intraoculaire, soient seuls en cause. Dans les cas si variés de *déplacements du cristallin*, l'occlusion de la chambre antérieure, si la luxation est antérieure, la soudure constatée maintes fois dans les autres variétés expliqueront certains cas d'hypertonie. Nous avons cité des cas de ce genre, mais aussi d'autres où, malgré l'énucléation pour glaucome ayant résisté à l'iridectomie, une subluxation légère du cristallin n'avait pas entraîné, après un temps très long, la soudure irido-cornéenne et l'angle de filtration paraissait histologiquement *tout à fait libre*. Nous avons réuni les probabilités pathogéniques de ces cas si divers dans un récent travail avec plusieurs examens histologiques (1).

Quand une cyclite violente, nettement infectieuse, se complique d'hypertonie, tout comme l'iridocyclite séreuse, ne voit-on pas, d'une part, l'augmentation de la sécrétion, d'autre part, l'oblitération par les cellules détachées dans les mailles du tissu de filtra-

---

(1) A. Terson. L'état de l'angle irido cornéen dans les luxations du cristallin avec hypertonie. (*Arch. d'Ophtalm.*, 1906)

tion, se disputer un rôle, sans s'exclure? Nous sommes loin des autres pathogénies qui semblent convenir à d'autres cas d'hypertonie. Quand un glaucome se produira, comme on l'a vu, sur un œil atteint d'aniridie totale, que de problèmes à soulever?

Les hypertonies consécutives à l'extraction compliquée de la cataracte peuvent relever aussi de bien des mécanismes.

En ce qui a trait à l'hypertonie foudroyante dans l'évolution d'un néoplasme intraoculaire et qui, parfois, en est le premier symptôme (Terson père [1]), il serait excessif de croire que la rétention seule par oblitération progressive, embolique ou autre, de la filtration, explique ces accidents foudroyants. Il y a une pathogénie mixte. Un œdème par compression veineuse, une exsudation subite, sont parfaitement possibles, qu'il y ait ou non décollement de la rétine.

Enfin, l'étude progressive du glaucome secondaire arrivera peu à peu à éclaircir le rôle possible de l'artériosclérose locale dans la genèse du glaucome. On trouve souvent dans les yeux atteints de glaucome secondaire des vaisseaux en particulier rétiniens, oblitérés ou très fortement épaissis par une sclérose qu'on doit croire secondaire (dite compensatrice, par Thoma) à l'hyperpression intraoculaire. Renvoyons à la page 37 du présent travail.

Quoi qu'il en soit, si, dans le glaucome primitif, l'hypertonie semble le plus souvent de cause *hypersécrétoire* et dans le glaucome secondaire de nature *hypoexcrétoire*, on ne peut refuser à certains cas de glaucome secondaire une très grande probabilité en faveur d'une hypersécrétion comme cause d'une hypertonie aiguë ou chronique. La rétention n'est pas tout, même dans le glaucome secondaire où elle est presque tout cependant.

---

(1) Terson père. Glaucome foudroyant et tumeur intra-oculaire. (*Annales d'Oculistique*, 1901.)

VII

La production expérimentale du glaucome

Comme l'hypertonie reste le symptôme cardinal du glaucome et le trouble fonctionnel qui entraîne le plus de lésions secondaires, l'état d'hypertonie a été le point de mire des efforts expérimentaux. Soit en recherchant la surproduction des liquides intra-oculaires, soit en oblitérant les voies de filtration ou en les encombrant de produits d'une excrétion difficile, les chercheurs ont agi sur l'œil d'animal par des moyens variés, mais qui n'ont point toujours entraîné des résultats durables ou probants.

Les traités généraux et les encyclopédies contiennent une foule de recherches expérimentales, depuis celles de Wegner sur le trijumeau et le sympathique cervical (1866), où cet auteur affirmait déjà que la cause du glaucome était une irritation des faisceaux sympathiques vaso-moteurs de l'œil.

Rappelons les expériences d'Adamük, de Hippel et Grünhagen, de Leber, Arlt, Exner, celles de Picqué et tant d'autres, dont on trouvera la critique et les détails complets dans le précieux et récent travail de Leber (*Encyclopédie de Graefe et Saemisch* 2e édition).

Quant à l'action directe sur les voies excrétoires pour donner une hypertonie par rétention, on se rappelle les tentatives d'embolisation de ces voies par Weber (injection d'huile dans la chambre antérieure), par Schmidt-Rimpler et Knies (injection d'huile de térébenthine et d'autres substances destinées à provoquer en plus une irritation locale favorisant les adhérences), les blessures irido-cornéennes, sclérales, cristalliniennes, les tentatives d'oblitération des voies de filtration postérieure. Elles pourront être multipliées de mille manières, mais elles sont entachées d'une série de vices originels.

D'abord, elles portent sur l'œil d'animal qui, *sauf celui du singe anthropomorphe,* diffère considérablement en bien des parties, et *en particulier en ses voies de filtration,* de celles de l'être humain. Puis elles reproduisent l'hypertonie au moyen de dégâts primitivement oculaires et de traumatismes, comme dans le glaucome secondaire. Or, ne voyons-nous pas, tous les jours, sur le terrain humain, se produire des glaucomes secondaires dont l'interprétation reste douteuse ? Une expérience grossière sur un terrain bien différent pourra-t-elle fournir des documents même équivalents, à plus forte raison comparables aux glaucomes primitifs ?Ces expériences, déjà réalisées par la nature avec une variété de moyens inépuisables, sont un cul-de-sac.

L'idéal à rechercher est d'amener dans l'œil, sans y toucher, un glaucome primitif, principalement par le mécanisme qui doit produire le glaucome aigu foudroyant. Si l'on reproduit ce type complet et maximal, les types plus effacés se reproduiront peut-être à sa suite ou se comprendront tout au moins par réduction, déduction et comparaison. Mais, au grand jamais, nous ne pourrons nous faire une idée de ce qu'est le glaucome primitif, même si nous arrivons à rendre un œil hypertone par un traumatisme irido-cristallinien ou toute autre expérience directe à la fois brutale et sans portée. Si les lésions de l'iris et du cristallin, le gonflement, la projection en avant de ces organes jouent un rôle hypertonisant, on le savait, et ce n'est qu'une infime partie du problème.

Aussi devra-t-on, reprenant l'analyse du glaucome primitif, chercher d'abord un terrain de choix. Sans doute des processus hypertoniques se produisent chez beaucoup d'animaux. Nous avons vu souvent la buphtalmie chez des chiens, des chevaux, le plus ordinairement à la suite de traumatismes ou d'ulcérations avec leucome adhérent. Il y a lieu de reprendre dans la série animale l'étude du glaucome primitif. On n'oubliera pas cette étude chez le singe. C'est, en effet, l'œil du singe anthropomorphe qui offre la plus grande analogie avec celui de l'homme comme voies de filtration. Les travaux histologiques, surtout ceux de Königstein, l'ont prouvé. Tout comme pour la syphilisation, le choix de ce terrain pourra être pour beaucoup dans la réussite. On déterminera l'espèce préférable et on choisira un animal fortement hypermétrope à la skiascopie.

On reprendra les expériences qui ont pour objet le symptôme et les vaso-moteurs, sans négliger les nerfs sensibles. Si tel animal semble atteint des états rhumatoïdes et divers qui paraissent favoriser l'apparition du glaucome, on le préfèrera. Une alimentation spéciale (régime carné partiel, alcoolisation lente), divers modes d'intoxication alimentaire, bien étudiés au Congrès de Médecine de 1907, chercheront à modifier ses humeurs, ses vaisseaux, ses nerfs, toujours pour viser à cette *réceptivité glaucomateuse*, condition fondamentale, car, sans sa réalisation, on n'obtiendra que des hypertonies physiques, artificiels et non vraiment pathologiques.

Les essais de reproduction des divers œdèmes, en particulier des œdèmes aigus (Le Calvé, J. Teissier, Grossmann, etc.), et doivent, à notre avis, être repris par des observateurs compétents sur ces objets délicats. Avec Hallion, quelques expériences sur des chiens non autrement préparés, ne nous ont rien donné après injections salines massives dans le sang, et excitations violentes du sympathique cervical, les animaux ayant trop rapidement succombé pour que d'utiles constatations fussent possibles. Nous croyons que, sur un autre terrain, des méthodes mieux graduées (Uribe Troncoso) aboutiraient à des résultats intéressants.

La remarquable thèse et les expériences si multipliées de Le Calvé (1), les expériences de Josué avec l'adrénaline (2) constituent à cet égard des modèles. Malgré les différences d'un animal à un autre, Josué a réussi à provoquer l'athérome expérimental chez les lapins par des injections répétées d'adrénaline dans les veines, recherches confirmées par une série d'expérimentateurs de divers pays. Après l'athérome survient l'hypertension artérielle, sa compagne habituelle, et finalement de nouvelles injections amènent fréquemment des accès typiques et d'intensité variable d'œdème aigu du poumon. On sait *cliniquement* combien l'adrénaline est parfois néfaste comme tout médicament vaso-moteur très actif et comme toute cause de rupture profonde de l'équilibre des actions vasculaires et sécrétoires, en plus ou moins, dans le glaucome, malgré son action expérimentale hypotonisante (Wessely).

On revisera l'action de l'atropine vu son rôle glaucomatisant classique, et aussi l'action de la *nicotine* et d'autres agents, qui ont donné des résultats remarquables d'athérome expérimental. On suivra enfin le détail des poisons qui ont été employés, avec succès, pour reproduire entre autres l'œdème aigu du poumon.

Choisir le terrain pithécanthropique, modifier ce terrain par le régime, les intoxications alimentaires et chimiques et diverses conditions d'existence, suivre le détail des anciennes expériences d'hypertonisation en y combinant celles qui ont reproduit les œdèmes toxi-névropathiques et celles qui ont pour but les phénomènes osmotiques, voilà où notre étude analytique et synthétique du glaucome nous a invin-

---

(1) Le Calvé. Pathogénie de l'œdème aigu toxinévropathique. (Thèse de Paris, 1901.)

(2) Josué. Pathogénie de certains cas d'œdème aigu du poumon. (*Presse médicale*, 21 janvier 1905.)

ciblement conduit. *Partir de la maladie pour aboutir à la maladie*, au lieu de faire du glaucome une pure question d'hydraulique, c'est-à-dire de physique ou de physiologie, lui rendre son autonomie, perdue lorsque, réduit à l'hypertonie, on le retrouvait partout sans le reconnaître nulle part, lui rendre surtout son terrain de pathologie générale, rechercher ses analogies, et « à défaut de notion pathogénique démontrée, prendre pour guide une théorie probable, une hypothèse provisoire à la façon de Descartes, viatique à travers l'inconnu (Bouchard) », tel a été notre but. Notre foi est que, tout comme ont surgi, en un siècle, sa nosographie et sa thérapeutique, la pathogénie du glaucome suit une évolution de progrès et que ce syndrome peut être reproduit. Déjà le scepticisme complet serait de trop et pourrait, un jour ou l'autre, tôt ou tard, avoir le démenti que l'iridectomie et de Graefe ont donné brusquement aux grands maîtres qui, la veille, affirmaient catégoriquement l'incurabilité du glaucome. La patience, la longueur de temps, la répétition des expériences sur le terrain le plus favorable, à la lumière indispensable et permanente de la pathologie générale, l'interprétation toujours plus serrée des faits journaliers et de leur étiologie, l'étude histologique des cas récents, expérimentaux ou spontanés, voilà les éléments qui assureront la continuité de l'effort et en nourriront la valeur. Il y a peu de temps, on ne connaissait presque rien du glaucome. Aujourd'hui les fondements sont dépassés, son histoire clinique et thérapeutique dresse une masse imposante, dont la partie pathogénique s'élèvera régulièrement si le pathologiste et l'expérimentateur ont sans cesse présente la parole de Gœthe : « Les sciences renferment beaucoup de certitude, quand on ne se laisse pas égarer par les exceptions et qu'on sait respecter les problèmes. »

www.ingramcontent.com/pod-product-compliance
Ingram Content Group UK Ltd.
Pitfield, Milton Keynes, MK11 3LW, UK
UKHW020405230726
13925UKWH00003B/1272